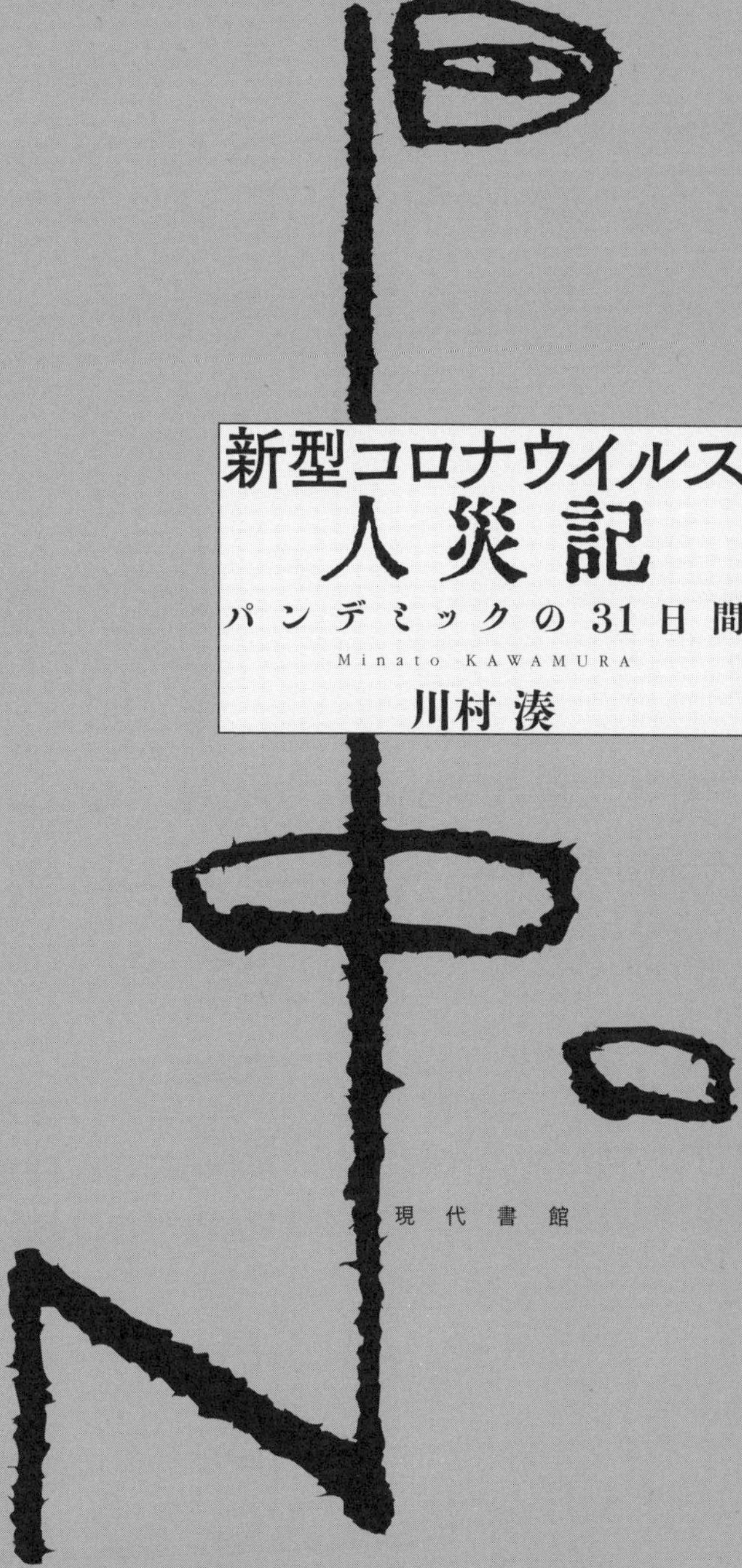

新型コロナウイルス 人災記

パンデミックの31日間

Minato KAWAMURA

川村 湊

現代書館

まえがき

既視感のある日々が続いている。自宅に籠ったまま、何もできないのに、何かをしなければならぬという焦りを感じる。飛行機や鉄道などの交通機関は止まっているようだし（減便だが）、スーパーやコンビニでは、ペットボトルの飲料水や、カップ・ラーメンのような即席食品、ティッシュペーパーやトイレットペーパーなどの紙類の品不足が伝わってくる（マスクはいうまでもない）。

テレビでは、同じ映像、画面が延々と繰り返され、同じような話題、テーマの空回りした議論が交わされている。素人が見ても無益な方法で事態の収拾が図られているが、現場の人たちの努力も虚しく、嘲笑《あざわら》うかのように疫厄は猖獗《しょうけつ》している。楽観論と悲観論が入り混じり、将来の不安は解消されず、家の中にただ閉じ籠っているばかりだ。

9年前もそうだった。２０１１年3月11日の福島原発事故以降、私たちは1日ごとに発表される棒グラフや折れ線グラフの数値の上がり下がりに一喜一憂していた。あの時は、福島をはじめとした近辺の地域の放射線量の数値であり、「シーベルトsievert」とか「メルトダウンmeltdown」とか「ホットスポットhotspot」といった、それまで聞いたことのなかった外来語を聞き覚えざるをえなかった。

現在は、「クラスターcluster」とか「パンデミックpandemic」とか「ロックダウンlockdown」とか「オーバーシュートovershoot」といった術語が飛び交い、感染者数、死者数、致死率などの数値が、日々更新され、その高低や大小によって、安心したり、暗い気持ちになったりしている。

こうした事態に対する政府や自治体の対応の遅れや愚劣さも、3・11の事態の時と全く同様だ。早めの予防策や対応が必要であり、それが可能であった（それが事後に続々と証明された）のに、為政者も当事者も何の手立ても講じなかった。そして天災だとか、想定外だったという言い訳が感染症の細菌やウイルスのように舞い上がって、世間の空気を汚している。政権の対応の遅さや拙劣さ、厚労省をはじめとした官僚の無能さ、遅鈍、愚鈍さ。アカデミックな研究者や現場の技術者たちの訓練のなさと、必要装備の致命的な不備。これらは福島原発事故の際と全く相似的である。

当事者である東京電力の社長が、事故直後、数日間体調不良ということで公に姿を現さず、自分は経営者としても調度畑出身で、原発部門については何の知識も権限もないと言い逃れた。政府の原子力保安院の院長も、官庁の順送りの人事でその地位に就いたものの専門は経済学であり、原子力については全くの素人であることを言い訳にし、責任逃れに終始した。

新型コロナウイルス感染症のパンデミック（世界的大流行）の現今の事態についても、同様のことが再現された。**安倍晋**三総理大臣や**小池百合子**東京都知事は、焦眉の東京五輪の延期問題が片付くまで黙《だんま》りを決め込んでいたし、所轄官庁である厚生労働省（そもそも厚生省と労働省の野合の合体が、この省庁の弱体化、劣化をもたらした――もともと厚生省時代から劣化していたといえるが）は、感染症について全くの素人である**加藤勝信**厚労相が、司令塔としての能力を疑われる指導（力のなさ）に終始し、これまた素人の**西村康稔**経済再生相に実質的な指揮権を委ねなければならなかった。その西村担当相にしても、厚生行政の専門的な識見は皆無であり、経済的影響をひたすら懸念し、景気の動向には敏感に反応し、経済界・産業界からの声にばかり目配りをするばかりだ（加藤があまりにも頼りないからだろう。まだ西村の方がマシと安倍官邸（**今井尚哉**首相補佐官が裏で牛耳っているらしいが）は考えたのだろうが、この政権につきものの〝不適材不適所〟の人事はきわまっている）。

安倍晋三首相といえば、「森友／加計／桜の会」の〝疑惑3点セット〟から逃げ回るのと、詭弁を弄するか、野次を飛ばすことの政治的パフォーマンスに憂き身をやつすばかりで、新型コロナウイルス禍については、政府や学界の専門家なるものをうまく使うことができずに、頓珍漢な政策を打ち出すばかりだ。朝令暮改、朝三暮四の、国民一律10万円という前代未聞のバラマキというドタバタ劇。全国の世帯に布マスク2枚という珍妙な「アベノマスク」政策に固執するかと思えば、一人自宅でペットの犬を抱いて、コーヒーを飲むという〝くつろぎ動画〟をネットに投稿し（撮影者は**安倍昭恵**夫人か？　いや、彼女は宇佐神宮に行って留守にしていた。だから総理はくつろげたのか？）、家庭内自粛を実践してみせた（家でずっと自粛し続けてくれ。もう2度と公の場所に出ないでくれ、と嘲罵されながら。

〝不評価3点セット〟（アベには、〝3点セット〟がよく似合う）と揶揄された「30万円配布（後に改変）／アベノマスク／くつろぎ動画」のうち、あと2点は、総理側近の**佐伯耕三**という首相秘書官のアイデアのようだが、そんな愚かな側近の口車に乗る安倍総理大臣の、倍加された愚かさには全く付ける薬がない（この一国の長たる者の声明や演説の言葉の〝軽さ〟は、眼を覆わんばかりだ）。

最初は、地震・津波という未曾有の天災だが、その後の施策や対応、措置の拙劣さ、怠慢、失策によって計り知れないほどの人災となってしまったのが3・11福島原発事故だったが、今回の新型コロナウイルス感染症の大流行も、当初は不慮の天災にほかならなかったが、それをパンデミックとしての人災に仕立て上げたのが、ひとえに為政者や当事者たちの失政、失敗、失策によるものである。

専門家と称する人たちの言動も疑問だ。クルーズ船内のコロナウイルス感染者の発生の時に、感染かどうかを見分けるPCR検査について、初め、乗客全員の検査は行わないと早々と発言した厚労省の高官（**大坪寛子**のことだ——どんな人物かは『週刊文春』を読めば分かる）がいた。これは当面の担当となる横浜検疫所や神奈川県の衛生研究所や保健所に、そんなキャパシティーがないという現実的な理由もあったのだろうが、厚労省と、その息のかかった専門家の中には「衛生警察」の異名を持った旧厚生省の得意な（ハンセン病者に対しての）感染者追跡のような「クラスター追跡（潰し）」に執念を燃やす人物がいて、そのため、PCR検査の拡充には、信念を持って反対する勢力があるのだ。これは、〝21世紀の感染症に対し、19世紀的な手法〟（**尾身茂**——政府対策本部の専門家会議の副座長）で立ち向かうようなもので、これは旧厚生省の「水際作戦」と「隔離」のバカの〝一つ覚え〟で感染症対策を行ってきた、負の伝統に乗っかったものだ。

嫌韓派の安倍首相は、今更、**文在寅**《ムン・ジェイン》大統領が指揮した、韓国のコロナウイルス対策に、追随することはもちろん、見習うことも、協力のために差し伸べられた手を摑むこともなく、ひたすら、ジシュク、ジシュクというばかりで、彼らこそもっと早くジショクでもしてもらいたいものだ（加藤も、西村も、小池も——ついでに麻生も**森田健作**千葉県知事も）。

さらに誤りが明白になっても、失敗した方策に固執したり、その過誤を上塗りし、さらに破綻に導いていった誤指導が継続されていたからである。〝最初はグー（愚）〟（コロナ肺炎で死亡した**志村けん**の流行らせた言葉）のあとにも、グ劣、グ昧、グ行、グ策のグーばかりを出し続けたのが安倍政権なのである。

私は、3・11の原発事故の際、『福島原発人災記』（現代書館）という本を上梓した。事故が起こってから、1か月半くらいの発刊で、福島原発事故についてはもっとも早い関連書として評価された（内容よりもそのスピード感によって）。私としては、リアルタイムに展開する事故の状況を記録することと、関係者たちの言動を（それがやがて隠蔽、隠滅されないうちに）示しておこうとしたのだ。とりわけ、公的に発表されたインターネットの記事や意見は、時間が経つと同時に消滅させられるおそれが大きかった。あの時、誰が何を言い、どんな行動をとったのか、とらなかったのかということが、事後的にはたどれなくなるおそれがあり、責任の所在を曖昧化し、風化させてしまうと思ったからだ。案の定、福島原発事故について、数年後に数種の報告書は出たものの、その頃には〝ニッポン、頑張れ〟とか〝フクシマ復興〟といった掛け声に、事実の検証や、責任者の追及は隠され、人災の元凶とされた〝原子力村〟は、さしての臥薪嘗胆の苦労もないまま、一部を除いては名誉回復、利益分担に与《あずか》り、事故前より焼け太りとなった官庁や組織があった（除染や復興予算を手に入れて）。

今般の新型コロナウイルスの災厄が、どこまで我々を苦しめるか、その災厄の規模や概要はまだまだ分かっていない。予想すら困難だ。だが、残念ながら、私たちに分かっているのは、この災厄を人災に変えた者たちがいて、そうした当事者や責任者たちが、一目散にその場から逃げようとし、隠れようとし、ごまかそうとしていることだ（それは事態が終息していないうちに、すでに始まっている）。

〝天災は忘れた頃にやってくる〟というのは言い古された金言だが、〝人災は、忘れぬうちにやってくる〟（少なくとも、こんな政権が続いているうちは）。災厄の渦中にいて、こんな文章を書くことは二度とあるまいと思っていたのに、パンデミックの日々を記録しなければならないとは、これは私だけの不幸ではなく、一刻も早く「金10万円也」（これも何のことはない、もともとは我々の税金だ。あるいは、我々と子や孫が背負う借金だ）の給付を待ち望む、いじらしい日本国民（在日外国人も含めて）全員みんなの不幸なのである。

（2020年4月30日記）

【編注】
本文中に掲載されている首相官邸や厚生労働省などの公的機関から出された宣言文や方針を定めた文書については、現在確認できるものとは異なっていたり、確認できない場合があります。表記の誤り等も見られますが、執筆時に掲載されていた表記のママとしております。
また、引用の旧字を一部新字に改めている箇所があります。ご了承ください。

新型コロナウイルス人災記

パンデミックの31日間

目次

4.7 2020

2020年4月7日（火）

2020年4月7日（火）

安倍晋三首相による新型コロナウイルス感染症についての「緊急事態宣言」が出た。何を今更という感じがしなくもないが、安倍政権も、小池百合子東京都知事やマスメディアの論調に押しまくられ、ついに宣言に踏み込まなければならなかったのだろう。

宣言に見るべきところはあまりないが、期間（4月7日〜5月6日）、区域（東京、大阪、神奈川、千葉、埼玉、兵庫、福岡の1都1府5県）が明らかにされたのは、事態の進展の鮮明化としては一歩前進ということだろう。

ただ、早速、愛知県、京都府からはクレームが出て、なぜ自分たちが選に漏れたのか、不満（?）が出ているようだ。宣言の対象地域となれば、知事が緊急事態措置をとれるようになる。

後手後手に回り、さらに迷走する政府のコロナウイルス対策を見ていれば、自分たちで何とかしたくなる知事たちの気持ちも分かる。だが、予算の裏付けもなく、権限だけが強化されても、地方自治体がやれることは知れている。国と都道府県の溝は深まるばかりだ。

以下、安倍総理の宣言全文である。

　基本的対処方針等諮問委員会において、新型コロナウイルス感染症については、肺炎等の重篤な症例の発症頻度が相当程度高く、国民の生命および健康に対して重大な被害を与える恐れがあり、かつ、感染経路が特定できない症例が多数に上り、かつ、急速な増加が確認されており、医療提供体制もひっ迫してきているとされました。

　このような状況について、全国的かつ急速なまん延による国民生活および国民経済に甚大な影響を及ぼす恐れがある事態が発生したと判断し、改正新型インフルエンザ等対策特別措置法第32条第1項の規定に基づき、緊急事態宣言を発出いたします。

　緊急事態措置を実施すべき期間は、本日、令和2年4月7日から5月6日までの1カ間《（ママ）》とし、実施すべき区域は、埼玉県、千葉県、東京都、神奈川県、大阪府、兵庫県および福岡県の7都府県となります。

　なお、感染拡大の状況等から措置を実施する必要がなくなったと認められる時は、すみやかに、緊急事態を解除することとい《（ママ）》します。

　この後の記者会見で、国民の皆様には、改めて私から詳しくご説明いたしますが、緊急事態を宣言しても海外で見られるような都市封鎖を行うものではなく、公共交通機関など必要な経済社会サービスは、可能な限り維持しながら、密閉、密集、密接の三つの密を防ぐことなどによって感染拡大を防止していく対応に変わりはありません。

他方で、緊急事態措置の実効性を高め、爆発的な感染拡大を防ぐためには、今般、改訂を行った基本的対処方針に基づき都道府県からの外出自粛要請等への全面的なご協力や社会機能維持のための事業の継続など国民の皆様、お一人お一人に十分なご協力をお願いする必要があります。

もっとも重要なことは、何よりも国民の皆様の行動変容、つまり、行動を変える。専門家の試算では、私たち全員が努力を重ね、人と人との接触機会を最低7割、極力8割削減することができれば、2週間後には、感染者の増加をピークアウトさせ、減少に転じさせることができます。

効果を見極める期間も含め、ゴールデンウイークが終わる5月6日までの1カ月間に限定して、国民の皆様には、7割から8割削減を目指し、外出自粛をお願いします。

政府においては、この国家的な危機にあたり、国民の命と健康のことを第一に、都道府県とも緊密に連携しながら、感染拡大の防止に向けた取り組みを進めて参ります。各位にあっては、今後とも基本的対処方針に基づき、対策に全力を挙げてください。

この宣言は、「改正新型インフルエンザ等対策特別措置法」第32条第1項の規定に基づいている。民主党政権（野田政権）の時代に立法されたもので、今回すったもんだの果てに「改正」されたものだ。「新型インフルエンザ等」の中に「新型コロナウイルス」を含めればいいだけのことと思われるが、民主党主導で立法されたこととか、当時野党だった自民党が反対していた経緯もあって、安倍首相は、「改正」の文字を入れることにこだわった。この政権の得意技の〝解釈変更〟で済ませられそうなものなのに（この時に、COVID-19を新感染症とせずに、指定感染症としたことが、後々まで祟《たた》ることになる）。

ただ、安倍政権の本音は、早急には緊急事態宣言を出したくなかった。もちろん、私権の制限を含む、憲法違反的なものだからということではなく、単に国内経済の萎縮を恐れていただけのことだ。なかなか宣言に踏み切ろうとはしなかったのは、もちろん、自分の手で東京オリンピック（パラリンピックは付け足し。以下、東京五輪2020とする）を実現したかった安倍晋三（と**森喜朗**東京五輪・パラリンピック組織実行委員会会長）が、ギリギリの時期まで緊急事態宣言をためらっていたからだ。これに基本的には同じ穴のムジナの**小池百合子**東京都知事も同調して、もうどうしようもなくなった時点で、東京五輪の今年開催を諦め、一年延期を決めたのだ。それまでは、事態を甘くみていたことは間違いない。八方塞《ふさが》りの果てに、断腸の思いで、延期発表という猿芝居を打った上で、安倍晋三は、苦渋の果てに宣言を行ったのである。東京五輪の延期に至るまでの経緯は、こんなものである。

2020年2月4日　東京五輪・パラリンピック組織委員会が新型コロナウイルス感染症対策本部を設置。

2月27日　IOCトーマス・バッハ会長が東京五輪を予定通り実施するために全力で準備すると表明。
3月12日　ギリシアで無観客で聖火採火式を行う。
米国の**ドナルド・トランプ**大統領が1年延期を提案。
3月16日　安倍首相がG7のテレビ会議で「完全な形での開催」を呼びかける。
3月17日　国際競技連盟との合同会議で予定通りの開催を確認。
3月19日　バッハ会長が「違うシナリオ」を検討として、五輪の通常開催以外の可能性に言及。
3月20日　日本に聖火が到着。福島での着火は、風が強くてなかなか火が点かなかった。
3月22日　IOCが臨時理事会を開き、延期も含め検討し、4週間以内に結論を出すと発表。
3月24日　安倍首相とバッハ会長が電話会談。東京五輪の1年程度の延期で一致。小池東京都知事、森組織委員会会長、**橋本聖子**五輪担当大臣も同席。その後のIOC臨時理事会で1年延期を正式承認する。
3月30日　2021年7月23日～8月8日の新日程が決まる（この後、延期にかかる費用に呈して安倍政権と東京都とIOCの間で、押し付け合いの泥仕合いが始まる）。

この東京五輪の延期決定が時期を失したものであることは明白だ。少し思い起こしてみよう。
2020年2月26日に**安倍晋三**総理大臣が突然、全国的なイベントの2週間自粛を要請した。翌27日、小中学校などの春休みまでの臨時休校を要請するが、法令的根拠もなく、専門家との協議も行わなかったことが後に判明した。**安倍晋三**（官邸）の独断である。

3月10日には、イベント自粛要請を10日間ほど延長。13日には改正特措法が成立し、緊急事態宣言の発令が可能になったのに、時期尚早として慎重に構えることを表明した。

つまり、この頃までは安倍総理は、何とか東京五輪を予定通り7月24日に開幕することを目論《もくろ》んでいた。イベント自粛要請や一斉休校は、〝コロナウイルス騒動〟を、五輪前に何とか沈静化させようという、あがき（願い）のようなものだった。緊急事態宣言をためらったのも、それが東京五輪の中止、あるいは延期を決定付けるものだったからだ。だが、新型コロナウイルスの感染は、燎原の火のように広まってゆく。このまま放置しておけば、延期どころか中止に追い込まれる。そこで**安倍晋三**は、まだ自分が総理大臣でいられるギリギリの日程である1年先（自民党総裁の任期切れの一か月前）に、東京五輪を延期することを決断したのだ。

それまで、**安倍**首相にとっては、コロナウイルス禍は、〝対岸の火事〟であり、クルーズ船「ダイヤモンド・プリンセス」号の問題も、**加藤勝信**厚労相や厚労官僚に押し付けておけばよい問題に過ぎなかった。

3月20日には政府は一斉休校の要請を延長することを見送ることを確認した。これによって、いっきょに〝緩《ゆる》み〟感が出て、桜見シーズンのこの日からの〝**魔の三連休**〟で自粛ムードが後退した（これは、悔やんでも悔やみ切れない大失策だった）。ただ、大規模なイベント開催には慎重な対応を要請した。

そして、3月24日、東京五輪2020の1年間延期が決定した（1年間の延期で済む見通しはない）。

この経緯から見ても、東京五輪の延期決定までのコロナウイルス対策は、安倍、森、小池（とIOCバッハ会長）等との猿芝居の筋書きに沿ったものであり、後手後手の泥縄式のものであったことは疑いようがない（それは、「後手後手に回った安倍政権のコロナ対策」というメディアからの批判に対して、厚労省の感染症対策班が、わざわざツイッターで、「適切な判断だった」と要《い》らぬ反論をしたことからも明らかだ。政権内部でも「後手後手に回った」ことを認識していたのである――この政権の〝幼稚さ〟は、中味のない言葉だけの反論を繰り返すことである）。

緊急事態宣言の法的根拠は、こうである。

改正新型インフルエンザ等対策特別措置法（第三十二条）

政府対策本部長は、新型インフルエンザ等（国民の生命及び健康に著しく重大な被害を与えるおそれがあるものとして政令で定める要件に該当するものに限る。以下この章において同じ。）が国内で発生し、その全国的かつ急速なまん延により国民生活及び国民経済に甚大な影響を及ぼし、又はそのおそれがあるものとして政令で定める要件に該当する事態（以下「新型インフルエンザ等緊急事態」という。）が発生したと認めるときは、新型インフルエンザ等緊急事態が発生した旨及び次に掲げる事項の公示（第五項及び第三十四条第一項において「新型インフルエンザ等緊急事態宣言」という。）をし、並びにその旨及び当該事項を国会に報告するものとする。

1　一　新型インフルエンザ等緊急事態措置を実施すべき期間
　　二　新型インフルエンザ等緊急事態措置（第四十六条の規定による措置を除く。）を実施すべき区域
　　三　新型インフルエンザ等緊急事態の概要

2　前項第一号に掲げる期間は、二年を超えてはならない。

この「改正新型インフルエンザ等対策特別措置法」の第32条に基づき、首相が緊急事態宣言を出せば、同法24条に基づいて、当該の都道府県の知事は、緊急事態宣言による具体的な施策の措置ができる。主なものは四つで、

一　市民の外出や移動の自粛要請
二　施設、会場の使用自粛の要請および指示
三　土地、建物の医療目的の借り上げ
四　必要な物資の収用、買い上げ

などである。現憲法下において、人権抑圧的な強権的な規定を含んだもので、むやみやたらと発令すべきでないことは明白だ。ただ、外出や活動の自粛といっても、それは要請に留《とど》まるものであって、文言通りに受け止めれば、要請に従うか、拒否するかは個人に選択性はある。しかし、何事においても同調性（強制性）の強い日本社会において、政府からの要請を断ることは、世間からの指弾を受け、〝村八分〟的な待遇を受けるような、著しい不利益や不都合を覚悟しなければならないことだ。

札幌の病院で、週に三日、四時間以上の時間、人工透析の治療を受けている我が身にとって、新型コロナウイルスによる感染は、命に関わる重大疾患となるはずだ。私は、重症化リスクのもっとも高い高年齢、基礎疾患（腎不全）の持ち主だ。いったん感染し、肺炎となったら、人工呼吸器、エクモＥＣＭＯ(注)（人工心肺装置）をつけてもまず救命は難しいだろう。ひたすら、感染を避けるよりほかないが、透析のための通院は必要で、院内感染が恐ろしいからといって治療を止めることは、即、死である。自分で気をつけていても、病院の透析室の同病患者、看護師、助手、技術士の人たちが、コロナウイルスの感染者となってしまえば、どうしようもない。彼ら、彼女らが、屋形船にも乗らず、ライブハウスにもカラオケにも行かず、薄野《すすきの》のキャバクラやソープランドなどで夜のアルバイトなどをしていないことを祈るばかりだ。もちろん、その同居家族も。

小学教諭を定年退職した私の三つ年下の妹も、大学教授を辞めた私も、雪深い札幌の郊外の一軒家に引き籠った生活を送っている。外からウイルスを持ち込まなければ、咳をしようが、くしゃみをしようが、構わない日々だ。そんな私の生活に、緊急事態宣言は、大して意味を持たない。近所のコンビニやスーパーは開いているし、年金はちゃんと振り込まれてくる。映画館には、この一年、行っていないし（アカデミー賞作品賞を受賞した**ポン・ジュノ**監督の『パラサイト　半地下の家族』は、2月に東京へ行った時に、日比谷のＴＯＨＯシネマで観たが――エラく混んでいた。最前列の一番端の席しか取れなかった）、薄野のバー、ナイトクラブどころか、居酒屋だって、赤提灯だって、この二年ほどは足を踏み入れてもいない。本は、アマゾン（Amazon。米国に日本国内の利益を持ってゆかれるのは癪だが、安くて早いのだからしょうがない）や、日本の古本屋のネットで買う。必要なものは、ネット・ショッピング（アマゾンや楽天）で間に合っているし、もともと外出はほとんどしていないのだから、7、8割の自粛を実行するとしたら、自宅に籠もって、孤独死することしかない。救急車に担架で運ばれるか、棺桶に入って家を出るのが、最後の〝外出〟ということになるだろう。

（注）

ＥＣＭＯ（エクモ　Extra corporeal Membrane Oxygenation）とは、血液を体外に取り出し、機械によって酸素を吹き込んで、また体内に戻すという人工の心肺装置。人工腎臓で血液を濾過する透析治療と同じような原理だが、治療時間は遥かに長時間で、技術的にも難しいらしい。複数以上の医者、看護師、技術者の24時間の監視が必要。

4.8 2020

2020年4月8日（水）

4月8日（水）

1週3日（月・水・金）、午前8時半から午後1時までの4時間半、北海道大野記念病院の透析室のベッドに釘付けになっている透析患者としての我が身にとっては、テレビでも見ているよりほかに消閑の手段がない。左腕には二箇所、穿刺され、シャントの血管から血液を出し入れしている。その血を人工腎臓（ダイアライザー）に通過させ、老廃物や余分な水分を濾過するのだ。その間、ほとんど身動きができない。ベッドに備え付けのテレビ画面を見て、イヤホンで音声を一人聞いているのである。

朝からは、テレビ朝日の『**羽鳥慎一**モーニングショー』を見ている。それから『**大下容子**ワイド！スクランブル』、それから『ひるおび！』（MC**恵俊彰**）や『バイキング』（同**坂上忍**）に移り、これらの番組が終わる頃には、ようやく透析治療が終止することになるので、帰宅して『直撃LIVEグッデイ！』（同

安藤優子）、『情報ライブミヤネ屋』（同**宮根誠司**）などをハシゴすることになる。ここ2、3か月、テレビのワイドショーを見続けているが、共感するのは、『羽鳥慎一モーニングショー』と坂上忍司会の『バイキング』が多い。政権批判や間違った政策の指摘など、政権のメディア介入に抗する立場がしばしば見られるからだ（北海道のテレビ局なので、NHK以外は東京都と放送局の系列とチャンネルが違う）。

羽鳥慎一のモーニングショーには、〝コロナの女王〟と『週刊文春』に揶揄された**岡田晴恵**白鷗大学教授が、レギュラー格で出ているが、テレビ登場の当初から、「発熱外来（コロナ外来）」の設置、PCR検査(注)の拡充、医療崩壊の危機と回避の重要性を語って、ブレることがなく、テレビ番組に出てくる専門家のゲスト・コメンテーターとしてもっとも信頼性がある。レギュラーの**玉川徹**（テレビ朝日社員）とともに、マスメディアとしては、政権批判、厚労省批判の先頭に立っているので、政権側から、あるいは安倍政権の応援団からの逆襲も激しそうだ。とりわけ安倍の腰巾着の**田崎史郎**（政治ジャーナリストと名乗っているらしいが、アベの御用評論家で、その点については全くブレがないということで、逆の意味の信用性はある。官邸の裏話にはリアリティーがあるし、政権のスポークスマンとしては重宝な存在だろう）とのやりとりは、時に険悪な場面ともなり、MCの羽鳥慎一をオロオロさせることともなる。準レギュラーの**青木理**は、明らかなサヨクで（だから私には親近感がある）、安倍政権に対する急先鋒の批判者だが、コロナウイルスの問題については門外漢のようだ。「緊急事態宣言は慎重にすべき」ということで、田崎と意見が一致するという珍現象も見られた（田崎は、単に安倍の宣言が遅かったという批判に対して弁護を行ったものだが）。

『大下容子ワイド！スクランブル』に時々出ていた**木村もりよ**（元厚労官僚、医者）は、ＰＣＲ検査の拡大、拡充には反対の立場で、これは厚労省の立場と同一だ。彼女は厚労省をパワハラで追われた（追い出た）といっているが、その〝上から目線〟の官僚的なマインドは元厚生官僚として異なったところなく、やはり元厚生官僚で、衆議院議員を辞職した**豊田真由子**（「バカ、ハゲ！　発言」で議席を追われた）も似たようなもので、官僚根性という〝三つ子の魂〟はいくつになっても変わらないようだ（やがて木村はあまりテレビ画面に出てこなくなった）。

その他官僚側のコメンテーターは、最初の頃は、新型コロナウイルスも、新型インフルエンザほどのもので、大したことはないといった楽観論を述べていた。政権に都合のよい論説といってよい。『バイキング』のコメンテーターとして出てくる元宮崎県知事でコメディアンの**東国原英夫**（そのまんま東）は、政界の裏事情をよく知っているからか、政治家や知事、議員、官僚の発言のとらえ方も的確で、的を射たコメントが多い。しかし、核心にまで至らず、口籠《くちごも》る（笑いでごまかす）場面も少なくない。

田崎史郎と並んで政権擁護の**八代英輝**弁護士（田崎よりもソフトだが、心情は反リベラル）、元経産官僚の**岸博幸**（慶應義塾大学大学院教授）は、コロナウイルス感染の事態が深刻化してから日和見的に少しずつ意見を変えているが、リベラルな野党批判、安倍政権擁護の姿勢は変わらず、**ビートたけし**のような〝テレビ芸人〟の域を全く出ない。『月刊Hanada』や『月刊WiLL』や『正論』の安倍応援団の〝右派文化人〟と本質的に同じである。

医療現場で、政府のコロナウイルス対策に、批判的発言をしているのは、**大谷義夫**（池袋大谷クリニック院長）や**倉持仁**（インターパーク倉持呼吸器内科クリニック院長）たちで、なかなか医療現場の危機的状況が世間に浸透しないことを怒ったり、嘆いたりしているようだ。

結果的に、物分かりのいいおじさんタイプで、信頼できそうな**二木芳人**（昭和大学客員教授）が、テレビ画面にひっきりなしに出るようになったが、これは彼の穏当な意見と的確なコメントによるもので、当然といえることだろう（二木芳人は、東京五輪の選手村をコロナ感染者の収容所に使え、という意見の持ち主だが、安倍・森・小池トリオが、到底許すはずがないからこれは不可能だろう——メディアもこれら権力者の顔色を窺って同調できない）。

（注）

ＰＣＲ検査（polymerase chain reaction　ポリメラーゼ連鎖反応）とは、患者の検体からウイルスの遺伝子を取り出し、増殖させて陽性か陰性かを判断する検査。新型コロナウイルス（だけではないが）に感染したかどうかを調べる検査として世界中で行われているが、日本ではなぜか積極的に行われなかった。報道初期には、ＰＣＲ検査拡大派と反対派で、イデオロギー的な対立があったが、拡大派が勝利した。しかし、反対派は、隠微に抵抗を続けた。

4.9 2020

2020年4月9日（木）

4月9日（木）

安倍政権は、これまでの独断による新型コロナウイルス対策の態度を変更して、ひたすら専門家会議の知見や助言による政策に変えたようだ。一斉休校要請が、専門家による科学的根拠に基づかず、安倍の独断専行であることを非難されてからのことだ。このままだといずれ安倍の政治的責任が問われると、憂慮した官邸官僚（**秋葉賢也、木原稔、和泉洋人、長谷川榮一、今井尚哉**の補佐官たちが中心）が、責任逃れを考え始めたということだろう。

一応、政府の対策本部の設置の目的と組織を見てみよう。

新型コロナウイルス感染症対策本部の設置について

令和2年1月30日　閣議決定
令和2年3月17日　一部改正
令和2年3月26日　一部改正

1 中華人民共和国で感染が拡大している新型コロナウイルス感染症について、感染が拡大している現下の状況に鑑み、政府としての対策を総合的かつ強力に推進するため、また、新型インフルエンザ等対策特別措置法（平成24年法律第31号。以下「特措法」という。）第15条第1項の規定に基づき、下記により、新型コロナウイルス感染症対策本部（以下「本部」という。）を設置する。

2 特措法第15条第2項の規定に基づく本部の名称並びに設置の場所及び期間は、次のとおりとする。（1）名称 新型コロナウイルス感染症対策本部（2）設置場所 東京都（内閣官房（中央合同庁舎第8号館））（3）設置期間 令和2年3月26日から新型コロナウイルス感染症対策を推進するため必要と認める期間

3 本部の構成員は、次のとおりとする。ただし、本部長は必要があると認めるときは、関係者の出席を求めることができる。

本部長 内閣総理大臣

副本部長 内閣官房長官、厚生労働大臣、新型インフルエンザ等対策特別措置法に関する事務を担当する国務大臣本部員

本部長及び副本部長以外の全ての国務大臣

4 本部に幹事を置く。幹事は、関係行政機関の職員で本部長の指名した官職にある者とする。

5 特措法第16条第8項の規定に基づき、本部にその事務の一部を行う組織として、新型コロナウイルス感染症現地対策本部を設置することができる。その名称並びに設置の場所及び期間は、本

部長が定める。
6　本部の庶務は、厚生労働省等関係行政機関の協力を得て、内閣官房において処理する。
7　前各項に定めるもののほか、本部の運営に関する事項その他必要な事項は、本部長が定める。

しかし、この対策本部のメンバーが本当に新型コロナウイルス感染についての実践的対策を立案し、実行しているとは言い難い。自分たちで自ら考え出したことには、ロクなものはなく、専門家会議にすべて丸投げしただけで、本部長（安倍晋三首相）の記者会見も、専門家会議で決めたことをオウム返しに繰り返しているだけだ。

そこで、この専門家会議のメンバーなるものを調べてみた。こんな人たちだ。

新型コロナウイルス感染症対策専門家会議

座長　**脇田　隆字**　国立感染症研究所所長
副座長　**尾身　茂**　独立行政法人地域医療機能推進機構理事長
構成員　**岡部　信彦**　川崎市健康安全研究所所長
押谷　仁　東北大学大学院医学系研究科微生物分野教授
釜萢　敏　公益社団法人日本医師会常任理事

河岡　義裕　東京大学医科学研究所感染症国際研究センター長
川名　明彦　防衛医科大学（ママ）内科学講座（感染症・呼吸器）教授
鈴木　基　国立感染症研究所感染症疫学センター長
舘田　一博　東邦大学微生物・感染症講座教授
中山ひとみ　霞ヶ関総合法律事務所弁護士
武藤　香織　東京大学医科学研究所公共政策研究分野教授
吉田　正樹　東京慈恵会医科大学感染症制御科教授
（五十音順）

この人たちのほとんどが、新型コロナ特措法に基づく対策本部の下に集められた諮問委員会のメンバーと重なっている。諮問委員会の方は会長が専門家会議の副座長の**尾身茂**で、会長代理は**岡部明彦**である。専門家会議の座長である**脇田隆字**がメディアにあまり登場せず、尾身茂が副座長の役職で出ていたのは、諮問委員会の会長ということだからだろう。

新型インフルエンザ等対策有識者会議　基本的対処方針等　諮問委員会構成員名簿

令和2年3月29日

会長　尾身　茂（独立行政法人地域医療機能推進機構理事長）
会長代理　岡部　信彦（川崎市健康安全研究所長）
押谷　仁（東北大学大学院医学系研究科微生物分野教授）
釜萢　敏（公益社団法人日本医師会常任理事）
河岡　義裕（東京大学医科学研究所感染症国際研究センター長）
川名　明彦（防衛医科大学校内科学講座２（感染症・呼吸器）教授）
鈴木　基（国立感染症疫学センター長）
田島　優子（さわやか法律事務所弁護士）
舘田　一博（東邦大学微生物・感染症学講座教授）
谷口　清州（独立行政法人国立病院機構三重病院臨床研究部長）
朝野　和典（大阪大学大学院医学系研究科教授）
中山ひとみ（霞ヶ関総合法律事務所弁護士）
長谷川秀樹（国立感染症研究所インフルエンザウイルス研究センター長）
武藤　香織（東京大学医科学研究所公共政策研究分野教授）
吉田　正樹（東京慈恵医科大学感染制御科教授）
脇田　隆字（国立感染症研究所所長）

この名簿を見て分かるのは、感染症対策の前面に国立感染症研究所が立つのは当然のことと思えるが、それはあくまでも感染症学や公共衛生学の研究の立場が露わで、臨床医学の専門家がいないときのことである。医療の現場に近い立場の臨床医が少ないことは（医師会の常任理事が1人いるが）、新型コロナウイルス感染症の対策の先頭に立つべき専門家集団として歪《いびつ》なものではないかと、素人目にも映らざるをえない（諮問委員会の方には、国立病院機構三重病院臨床研究部長がもう1人入っているが）。弁護士（諮問委員会には2人）よりも、まず先に臨床医が入るべきではないか。また、厚生労働省の感染症専門の医系技官が1人もいないことは、どうしたことだろうか。国立感染症研究所の所長や所員は、国家公務員なのだから、あえて官界からは入れなかったという理屈は成り立たない。考えられることは、厚労省には感染症対策の専門家といえるような人材はいなかったということだ（いても重用されなかった？）。

国立感染症研究所は、日本における感染症研究のメッカであり、上級の国家公務員である研究所長が専門家会議の最先頭に立つことは不思議ではないが、テレビにおける記者会見などには、座長の脇田ではなく、副座長の尾身が出てくることが不思議だった。脇田より尾身の方が、テレビの露出度は遥かに多い。これは容易に謎が解ける。

脇田隆字は、C型肝炎の研究で知られる多大な実績を持つ研究者（学者）だが、公共衛生の分野の専門家でもなく、行政マンでもない。かたや、尾身は慶應義塾大の法学部卒から自治医大で医師免許を取り、厚生省に入省し、感染症研究所や自治医大で教鞭をとったりしていた、いわば根っからの〝厚生官僚〟であり、独立行政法人地域医療機能推進機構理事長という、厚労省管轄の行政組織の理事長だから、もともと官僚素質の人物だろう。政権への指南役としては、名前だけの座長よりうってつけの人物なのだ。

尾身茂が理事長をしている独立行政法人地域医療機能推進機構（ＪＣＨＯ ジェイコー）とは、平成26年4月1日に設立された組織で、それまでの社会保険病院、厚生年金病院、船員保険病院という三つの病院グループを統合し設立された法人である。社会保険や厚生年金などの不祥事が連発し、改革が求められるようになった時、健康保険や厚生年金を国から切り離し、保険機構や年金機構に移行しようと、保険病院、厚生年金病院などの病院を統合して統治する機関として新たに作られたものだ。全国に57の病院グループを持つ巨大な医療集団で、その理事長である尾身茂の公表されている経歴は、こうだ。

昭和42年　American Field Service（ＡＦＳ）交換留学生として米国ニューヨークのポツダム・セントラル・ハイスクールに留学。
昭和44年　東京教育大学付属駒場高校卒業。慶應義塾大学法学部法律学科入学。
昭和47年　自治医科大学入学（一期生）。
昭和53年　同大学卒業　卒業後地域医療に従事（東京都立墨東病院研修医、伊豆七島院勤務医等）。

昭和62年　自治医科大学予防生態学教室助手（医学博士取得）。
平成2年　WHO西太平洋地域事務局感染症対策部長等。
平成11年　第5代WHO西太平洋地域事務局長。
平成21年　自治医科大学地域医療学センター教授　WHO執行理事。
平成24年　独立行政法人年金・健康保険福祉施設整理機構理事長、内閣官房新型インフルエンザ等対策有識者会議の長。
平成25年　独立行政法人国立国際医療研究センター顧問。
平成26年　独立行政法人地域医療機能推進機構理事長（現任）。
平成28年　国連事務総長からの要請による国際的な公衆衛生危機対応タスクフォースの委員。

尾身茂の経歴で特異な点は、最初から医学を志望したのではなく、公衆衛生の厚労官僚の道を一貫して歩んでいることだ。その経歴書を見る限り臨床医として活動したのは、都立墨東病院での研修医として勤務した時代だけで、それ以外は公衆衛生の行政職に就いている。

地域医療機能推進機構（JCHO）は、厚労省管轄の行政法人で、尾身茂理事長以下、**西辻浩**（JCHO本部上席審議役、元厚労官房兼内閣官房参事官）、**石川直子**（厚生省医薬・生活衛生局血液対策課長）の四人の理事のうち3人の理事が厚労省からの天下りであり（あと一人は、**楠進**（近畿大学医学部脳神経内科主任教授））、この機構が厚労省の保険・年金部門の病院グループの看板の付け替えに過ぎないことが分かる。実際の病院経営の経験者たちは非常勤の理事であり、機構が厚労省（旧厚生省）の厚生行政の一翼を担う機関であることは明らかなのだ。

専門家会議の座長である脇田隆字が所長を務める国立感染症研究所（感染研）は、その前身は国立予防衛生研究所（予研）であり、さらにそれ以前は、現在の敷地が新宿区戸山であることで分かるように、長く存在していた陸軍軍医学校の後身であるといえる。国立予防衛生研究所から、その一部が放射線影響研究所（放影研）、ハンセン病研究センターとして分化してきたことから分かるように、医療組織というより、官製の予防医学、衛生学の研究組織であり、いわば、国防組織として存続してきたのである。

七三一部隊とか、広島と長崎のＡＢＣＣ（原爆傷害調査委員会――被爆者の人体実験的なデータを取るものの、治療には一切携わらなかったと批判される。放射線影響研究所（放影研）に引き継がれる）とか、とかく評判の悪い組織と関わりを持っていた予防衛生研究所が、国立感染症研究所と名前と姿を変えたのだが、人体実験とか生物・細菌兵器の開発とか、不名誉な、後ろ暗い過去の記憶を引きずっているのである。

遅ればせながら、**水野肇**の『誰も書かなかった厚生省』（2005年7月、草思社）という本を読んだ。医事評論家で、医療保険審議会、老人保険福祉審議会などの委員を歴任し、戦後の厚生行政に詳しいライターである。そこで語られていることは、現在の新型コロナウイルス感染拡大の緊急事態に〝聞くべき〟ことが多い。厚生省は、戦前の1938年に当時の内務省から独立した。内務省はもともと警察や公安部門を受け持つ省庁だったが、そのうちの公衆衛生の担当部門が厚生省となったのである。

橋本龍太郎内閣の時に、省庁再編として、労働省と合併し、厚生労働省（厚労省）となった。労働問題を扱い、労働基準署などを管轄する労働省と厚生省は、本来いっしょになるべき理由はない。文部省と科学技術庁と合併して文部科学省（文科省）となったように、単なる数合わせの政策による野合的な巨大省庁が誕生したのである（経済企画庁と通商産業省が合体した経産省、国土庁と運輸省が合体した国土交通省など）。

この本には、旧厚生省による公衆衛生対策は、「結局のところ『早期発見』による『隔離政策』へと偏っていく」と書かれている。この「早期発見」はその後、ガン対策に受け継がれ、肺ガンや胃ガンや乳ガンの一斉検診などの政策につながってゆくのだが、早期発見が必ずしも延命率の上昇とはつながらないという説は根強い。

「隔離政策」については、ハンセン病の隔離政策が全国をあげて大々的に行われた。ライ患者を出すのは、県の不名誉だとして、〝無癩県《むらいけん》〟を目指して、ハンセン病患者の捜索と隔離が、地方自治体レベルで、警察や保健所や民間人の手を借りて、患者の囲い込みが実践されたのである（こうしたハンセン病者の隔離政策を邁進した**光田健輔**はその救癩運動の功績によって文化勲章を受け、長島愛生院の医師**小川正子**の書いた『小島の春』はベストセラーになった）。また、「公衆衛生行政で日本が際立っていたのは、俗に「水際作戦」といわれていた伝染病対策である。周囲を海に囲まれているという事情もあるが、日本に入ってくる船舶を厳重に調べて、少しでも伝染病を持ち込みそうな場合は上陸させないという方針を貫いた」という。

10年後の現在、こうした文章を読んで思い起こすのは「ダイヤモンド・プリンセス」号のクルーズ船のケースだ。最初の頃、政府はこのクルーズ船の国内の港への入港を認めようとしなかったし、乗客・乗員の下船も認めなかった。政府は早々と「船内隔離」の方針を決めたのである。

「明治以来、日本の衛生政策は、警察が管轄していた。別名『衛生警察』とも呼ばれていた。昭和十三年（一九三八年）に厚生省が内務省から独立して若干様相が変わった点もあったが、本質的にはそう変わらなかったと言ってもいい」という。

厚生行政の最大の歴史的な失敗、犯罪的とさえ称されるのが、前述のように、癩予防法に象徴されるハンセン病患者への「隔離政策」である。

ハンセン病の場合、田舎の座敷牢的な所に潜んでいた在宅患者を、警官や医師たちが、まるで犯罪者を捜索するように追い求め、摘発して、隔離病棟のある癩病院に強制的に収容したのである（21世紀に入ってようやく「隔離政策」の過ちを国家が認め、患者に謝罪し、補償を行った、差別を受けていた患者家族への謝罪・補償も始まった）。

結核患者の場合も似たような状況であり、転地療養という名目でサナトリウムという名前の隔離病院に収容することを主たる治療法とせざるをえなかったのである。

クラスターという感染者集団から患者から患者へと感染経路をあぶり出し、芋づる式に患者たちを見つけ出し、隔離してゆくという「衛生警察」的な捜索の方法論を、現今の厚労省の感染症対策本部はいまだに採用しているのだ。

こんな捜査方法では、〝夜の街〟で感染した患者たちに、自らが不利になる感染経路の詳細を〝自白〟させることが困難なのは当然のことだ。厚労省の新型コロナウイルス対策本部のクラスター班は、無自覚に「衛生警察」の〝患者狩り〟を再現したのである。

こうした公衆衛生の考え方には、歴史的経緯がある。敗戦後、GHQの公衆衛生福祉局長だった**C・F・サムス**准将が、終戦後の日本の公衆衛生の体制を変革させた。『誰も書かなかった厚生省』によれば、その変革の大きな柱は次のような点である。

①これまでの衛生警察と呼ばれていた公衆衛生を民主的な衛生組織に改革、その中軸に「保健所」を据えた。
②厚生省の組織そのものを改革し、それまでの内務官僚の支配に終止符を打ち、新しく技官（医者）官僚を登用し、多数の技官ポストを設置した。
③終戦直後の混乱や多数の引き揚げ者の持ち込んだ多くの伝染病と取り組み、解決した（これがD

DT革命と呼ばれている）

④看護婦、保健婦、助産婦（今の看護師、保健師、助産師）などのコメディカルの人たちの職業を確立・法制化し、それまでの医師中心の医療から、医療のチームづくりへの道をつけた。

（後略）

このサムスによる改革は、戦後から現在までの厚生行政の政策方針に原則的に貫かれている。とりわけ、厚生省（公衆衛生局）―県衛生部（衛生研究所）―保健所という衛生体制の構築は、戦後の70年以上の長い間継続されてきたといってよい。だが、それは、もはや現状に柔軟に対応するためには、硬化し、形骸化した桎梏となっているといえるかもしれない。とりわけ、緊急事態としての現在においては。

だが、こうしたサムスによる改革は、別の意味での問題をもたらした。厚生省と現場の医療者（とりわけ、日本医師会）との対立関係である。日本医師会の会長として長い間君臨した**武見太郎**は、大のサムス嫌いで、この改革には抵抗した。とりわけ、医薬分業の問題での厚生省と医師会との敵対は鮮明で、長く遺恨と禍根を残したといってよい。今回のコロナウイルスの感染症問題で、臨床医側と、厚労省―保健所のラインの公衆衛生の立場との軋轢は明らかで、そこに積年の臨床医と厚労省（感染研、医系技官）との意思疎通の齟齬や葛藤を見ないわけにはゆかないのである。

岡田晴恵が、「中枢にある政治家の方からも電話がかかってくる。それは抗い難いほど大きな巨大な力と思っていた。『これはテリトリー争いなんだ。「このデータを感染研が自分で持っていたいと言った」と言う感染研ＯＢがいる』と」という発言を行った（2月28日のモーニングショー）。これは、岡田晴恵が小説として書いている（『隠されたパンデミック』２００９年10月、幻冬舎文庫）内容に関わるもので、感染症研究所内の派閥争いや人事争いが根底にある——それは厚生行政の根幹にも関わる——岡田晴恵自身が感染症研究所を辞めることとなったこととつながっているのだろう。

この発言を記録していた**藤原かずえ**（ブロガー、という肩書きは何だ?）は、この発言への注釈として「ＰＣＲ検査を邪魔しているのは感染研である、という陰謀論を番組中にいきなり語り始めた岡田氏ですが、感染研の所長がすぐに反論して全否定しました。岡田氏はその後、この件について一切触れていません。テレビ朝日のコンプライアンスはどうなっているのでしょうか?」と書いている（「テレビで政治運動を展開　詭弁・逆ギレ　玉川徹は何様だ!」『月刊Hanada』２０２０年5月号）。

藤原かずえの主張とは逆に、今回の新型コロナウイルス対策が、感染症研究所の内部の派閥的な対立や、厚労省（感染研）vs民間医療界（医師会など）の積年の対抗関係の枠組みが、そのまま持ち越されていることが分かる。感染研に勤務していて、感染研の体質をよく知っている岡田晴恵が、ポロっと漏らしてしまった〝真実〟を、感染研の所長（脇田隆字——専門家会議の座長）が全否定しなければならなかったのは、この発言が半ば以上、真実であることを裏書きしている（尾身茂はどう関わっているのだろうか?）。

この後、羽鳥慎一モーニングショーは、安倍政権の代弁者・田崎史郎や田村憲久自民党コロナウイルス対策本部長を登場させることで、その政治的立場を薄めるためのバランスを取らざるをえなかった。明らかに、テレビ朝日の上層部に〝政治家〟からのプレッシャーがかかったからだろう（現政権ではよくあることで、お茶の間に座っている私にも、よく分かる拙劣な〝ポリティカル・ハラスメント〟だ）。

4.10 2020

2020年4月10日（金）

4月10日（金）

「アベノマスク」騒動というのがあった。

2020年4月1日、**安倍晋三**内閣総理大臣は、コロナウイルス感染症の対策について〝重大〟な発表を行った。それは、日本に居住する全世帯（五千万世帯）に2枚ずつの布マスクを配るというものだった。品薄の不織布マスクではなく、何回も洗って使えるという布マスクで、再来週（4月の下旬）から配布を始めるという。国民の多くは、エイプリルフールとしても、拙劣な冗談だと受け止めたのが、何と安倍首相とその周辺の官邸では真剣だった。マスク不足が一向に改善しないという国民の不満を解消させるものとして持ち出した切り札だったのである。

菅義偉官房長官は、布マスク一枚の値段は約200円と記者会見での質問に答え、日本郵政の配達体制に従って配布することなどを述べた。配布費用などは不明、マスク一億枚の購入費用200億円にパッケージ代や配送料を加算すると、466億円になるという。こんな愚策のために500億円近くが浪費されると考えれば、愚かな人物をトップに持った国民の不幸はこの上きわまりない。しかも、それを国民に賞賛される上策だと官邸では考えていたのだというから、開いた口が塞がらない。布マスクの製造元が、安倍晋三の地元の山口県の企業だという、まことしやかな〝陰謀論〟も、色褪せてしまうような、愚挙そのものなのだ。

「アベノマスク」を茶化したパロディーが、早速ネット上に溢れた。猫のタマも含めて、8人家族の磯野家では、タマ・ワカメちゃん・サザエさん・お母さんのフネの女4人組でマスク一枚、タラちゃん・カツオくん・マスオさん・お父さんの波平の男組4人でやはり一枚。恰好のパロディーのネタとなったのである。聖母マリアと幼子イエスがマスクをすれば、父親のヨセフの分はない。聖家族は奇蹟によってでもマスクもう一枚を手に入れなければならないのだ。

病院に週3回通院している透析患者の私としては、通院時や透析時にもマスクは欠かせない。腎不全に合併症の動脈硬化や糖尿病を持つ私が、新型コロナウイルスにかかれば、即重症化、肺炎の悪化による死亡は目に見えている。それで手洗い、うがい、洗面を、手が（顔も）ふやけるほどに実行しているのだが、マスクと消毒用アルコールの売り切れ、品不足は、致命的である。さらにティッシュペーパーやトイレットペーパーまで品不足となれば、社会的弱者の私としてはお手上げの状態だ。

マスクは、埼玉にいる姉が1パック（60枚入り）、神奈川にいる教え子が1パックと、私のために送ってくれた（それと退職して時間の余裕のある妹が、朝の開店すぐのドラッグストアでたまたま買えた1パック）の計3箱（これをいつまで保《も》たせたらいいのだろう？）を、惜しみ惜しみ使っている。使い捨てマスクを1回はアルコール綿で消毒し、2回目は煮沸消毒して、3回使ってから捨てることにしている。妹は、私に使い捨てマスクを回すために、自分用には古いガーゼなどで布マスクを作っている。ほかの人たちがどんな工夫をしているのか分からないが、外出している人にマスク姿が多いのだから、みんなそれぞれに苦心してマスクを何とか手に入れているのだろう。

厚労省のコロナウイルス対策本部に、マスク班という部署ができ、40人ほどがいるらしいが、大の大人が40人もいて、国民のマスク不足を解消、解決できないのだから、いかにも無能力な役人たちといわざるをえない。マスク不足がいわれはじめてから、数か月も経っているのに、一向にマスクが出回らないというのは、行政の無能の証し以外のものではありえない。あげくの果てが、全世帯に2枚の布マスクということだから、あまりにも有難すぎて、涙が零《こぼ》れる気持ちである。愚かなトップを持つ、下々の国民の悲歎は限りないのである。

使い捨ての不織布マスクの8割は中国産で、その製造、輸入が途絶えたために、慢性的なマスク不足になったのだと伝えられているが、国内で大製造の施策を取り、買い占めや高価での転売を禁止すれば、少なくとも1、2か月後には解決される問題だと思われるが、そもそも政府にはそんな対策など真剣には講じるつもりはないらしい。

官邸官僚が、安倍首相に、国民のマスク不足の不満解消に2枚のマスク給付を進言したらしいが、何という頓珍漢な発想だろう。東大法学部卒の官僚（たぶん）の頭の中味はこんなものだとして、無教養な国民に侮《あなど》られても仕方がないのである。

4.11 2020

2020年4月11日（土）

4月11日（土）

一国のナショナリズム的政策が強まっている。その最たるものが、外国からの移動、入国の禁止だろう。トランプ大統領の米国は「アメリカ・ファースト」（何でもかんでもUSA！）の掛け声通り、露骨な鎖国政策を取り、そのトランプの愚策に追随するように、安倍政権も、ヨーロッパや米国に遥かに遅れて、日本も外国からの入国を水際で阻止するという手段を取ることになった。

2月1日にコロナウイルスの感染源とされた武漢市からの入国禁止を皮切りに、それを武漢市・湖北省に滞在した外国人に拡大し、ついに3月26日には「韓国・中国全域」からの入国禁止となった（韓国を中国同様の措置にしたのは、いかにも韓国嫌いの安倍らしい）。

最初に、武漢市からだけの入国禁止という狭い範囲にとどめたのは、明らかに**習近平**中国国家主席の国賓としての4月の訪日予定があったからだ。中国がそれどころでなくなってからも、日本側から来日要請を取り下げるわけにはゆかない。中国側から訪日は無理という決定になってから、ようやく中国からの訪日客の全面禁止となったのである。

この〝水際作戦〟の不徹底さが、その後の新型コロナウイルス対策を後手後手に回した元凶といっても過言ではなかった。オリンピックと中国への過度の忖度が、失敗の原因といってもよかった。

しかし、日本より早く、中国からの渡来、渡航の入国を拒否した米国が、その後も感染拡大の状況を止めることができなかったことから見ても、防疫対策としての〝水際作戦〟は必ずしも有効ではなく、どこかに漏れがあって、いずれにせよ感染症の侵入は防げないというのは世界史的常識である。その流行のピークをあとにずらす程度の効用しかなく、完全な防疫とはならないのである。

それでも、厚労省が〝水際作戦〟にこだわったのは、戦前の内務省時代からの防疫体制の欠陥的伝統の墨守と、SARS（サーズ　重症急性呼吸器症候群）、MERS（マーズ　中東呼吸器症候群）の時、あるいは新型インフルエンザの際の成功体験の過信から来るものだろう。単なる幸運だったものを、自分たちの手柄のように勘違いした厚労省官僚や政治家の愚かさは、次なる不幸を招かざるをえないのである。

ここで、**小林照幸**が書いた『検疫官　ウイルスを水際で食い止める女医の物語』（2009年11月、角川文庫）に疑問を呈さずにはいられない。これは、日本で初めて女性検疫所長（仙台検疫所、後仙台市副市長となり、仙台市長選に出馬したが、落選した）となった**岩崎恵美子**についての評伝だが、彼女の顕著な功績として、新型インフルエンザの発生、流行時の行政側の対策として、「仙台市新型インフルエンザ対策　メディカル・アクションプログラム」の発案、実現があったとしている。その「仙台方式」の原則は、「患者の医療は一般医療機関で診断、治療を行い、その軽症者は自宅での療養を勧める」（岩崎惠美子『間違いだらけのインフルエンザ対策』）というものだ。

これは「一般の医療機関に比べて数がごく限られた発熱外来の設置は、多くの患者が殺到し、医療機関を混乱させるだけ、それに新型インフルエンザと季節型の通常のインフルエンザは同時に流行する可能性が高く、その中で発熱外来へ患者を集めることは無理がある」として、「『発熱外来に行くように』と、国に半ば義務付けられている軽症の新型インフルエンザ患者」も「他地域の医療機関で診てもらうという方針」である。この**岩崎惠美子**発案の「仙台方式」が広まることによって、国（厚労省）は、「発熱外来」を設置するという方針を変更して、「（新型インフルエンザの）感染を心配した患者が発熱外来に殺到する中、『軽症であれば、かかりつけの医療機関に診てもらい、早く治療して自宅待機してもらった方が感染拡大防止になる』」という「仙台方式」が一般化していったというのである。

新型インフルエンザと新型コロナウイルスとは、もちろん病気としては異なっている。しかし、行政機関として国（厚労省）が対策として取る方法は似たものとならざるをえない。〝発熱外来を通さず、軽症者は自宅待機とさせる〟という「仙台方式」が、今回の新型コロナウイルスの場合、適切であったのかどうか。ウイルス感染症のそれぞれに同じ方法論が適用するわけはない。フレキシブルな対応が必要な時に、〝過去に評価された〟方法を墨守することは怠慢にほかならない。そもそも「発熱外来」

に患者が殺到して感染拡大が懸念されるならば、「発熱外来」の数を全国の医療機関に増やし、システムとして整備させればよいというのがごく当たり前の考え方だろう。「仙台方式」に厚労省が方針を転換したというのも、「発熱外来」を医療機関に設置するのには費用と手間暇がかかるから、設置しない方が予算が省《はぶ》けるという理由だけからではないか。これは私の邪推だろうか。

4.12 2020

2020年4月12日（日）

4月12日（日）

ＮＨＫの特別番組『新型コロナウイルス　瀬戸際の攻防～感染拡大阻止最前線から報告』を見た。政府厚労省の下にウイルス感染症対策本部があり、その「クラスター対策班」のリーダーである**押谷仁**（東北大大学院教授）を中心としたコロナウイルス対策の最前衛にいる研究者たち、医者たちの行動をほとんどリアルタイムでルポルタージュした番組だ。

この番組を見ても、いくつかの疑問点を抱いた。政府の対策の中心（実働部隊）となっているのが、東北大の押谷仁や、北海道大学大学院の**西浦博**などであることだ。彼らがＳＡＲＳの流行の際に、公衆衛生学の専門家として、国際的に活動したというキャリアを買われたということは理解できるが、厚労省の官僚や国立感染研究所の研究者や職員の中に、こうした政策の陣頭指揮を執《と》る人物はいなかったのだろうか、というのが一点だ（厚労省、感染研などの厚生官僚は、東大（医学部）系が多い。彼らは京大系や、北里大系、その他の医大系出身者に対して学閥的差別意識を持っている）。

次に、彼らが2月25日から招集され、その日から活動を始めているということだ。武漢に滞在していた日本人（第一陣）をチャーター便で帰国させ、千葉県勝浦市のホテル勝浦三日月に隔離収容したのは1月29日で、「ダイヤモンド・プリンセス」号の乗客からコロナウイルス感染者が出たことが判明したのは2月1日である。この時から、日本政府による、ウイルス流入を食い止めるべき水際作戦は始まっていたはずで、それは厚労省検疫局、検疫管理官が担っているべきもので、その統括的指導者は厚労大臣、すなわち加藤勝信である。確かに、クルーズ船のコロナ対策の時点では、政府発表は加藤大臣などがやっていたが、その方針が後手後手に回り、船内に閉じ込められたままの乗客や乗員から不満や不信が発信されるようになってから、加藤大臣への信頼性がみるみるうちに低下していったことは、明らかだ。

もともと、東大経済学部を出て、大蔵省官僚となり、**加藤六月**の女婿となって政界入りした**加藤勝信**（旧姓・室崎）に、医学や衛生学の知識や教養があったとは思われず、たまたま安倍政権下に厚生大臣に任命されたという人事の巡り合わせから、国難とも称せられるコロナウイルス対策の矢面に立たざるをえなくなっただけだろう。安倍政権の悪疾である〝不適材不適所〟の典型例だろう（といってもアベ政権で適材適所の人事が可能だとは思われない。ＩＴ担当相の竹本直一、元東京五輪担当の桜田義孝、法務大臣の森雅子のような〝珍材珍所〟の活用が多すぎる）。

この時は、厚生官僚が指導権を持っていたはずで、クルーズ船対策に厚労省官房審議官の**大坪寛子**

が記者会見に出たように、官僚主導で行われていたはずだ。しかし、こともあろうに、検疫官や厚労省の職員自身がコロナウイルスに感染するという体《てい》たらくで（これはプロの検疫官としてあってはならないことだろう）、チャーター便での帰国者に対する対応の迷走ぶりや、水際作戦の不成功が明らかとなるにつれ、安倍政権でも厚労省官僚や加藤厚労相にこのまま任せておくことは難しいと判断したようで（誰が見ても尊大な顔つきのわりには判断が遅く、ブレすぎる）、首相を本部長に新型コロナウイルス感染症対策本部が官邸に作られ、内閣からは**西村康稔**経済再生相（と加藤厚労相）が両輪となって指揮を執ることとなったが、どう見ても西村大臣の方が存在感が重いことは明らかだった。ただし、西村康稔も、東大法学部の経産官僚出身で、経済再生大臣であることで分かるように感染症対策についての適材などではなく、経済復興の面に力を注ぐために起用されたのだろう。彼の視線の方向は、新型コロナウイルス対策よりも、明らかに経済対策に偏っている。

いずれにしても、厚労省のコロナウイルス対策が、本格的に行われたのは、2月25日以降のことで、「ダイヤモンド・プリンセス」号でのコロナ対策が、「適切だった」という菅官房長官や加藤厚労相の言葉を裏切っていたことは確かである。誰も信用していないが。

ここで、あらためて、厚生労働省の側の新型コロナウイルス対策の陣容を調べてみよう。もちろん筆頭は、加藤勝信厚労大臣だが、前述のように、東大経済卒で、キャリアの大蔵官僚から政界入りし、それ以降安倍政権で重用されているわりには、政治家として評価は大して高くない（ポスト安倍の一人と言われているが）。厚生行政に一家言を持つわけではなく、知識もなければ見識もあるとは思われない。本来なら厚労相として政府のコロナウイルス感染症対策の先頭に立たなければならないのに、西村経済再生相に、コロナ対策担当相としての地位を奪われているのは、前述の通りだ。

厚労副大臣は二人で、**橋本岳**は慶應大学環境情報学部卒、三菱総合研究所や静岡大学情報学部客員助教授を経て自民党の衆議院議員（竹下派）となった。元総理大臣の橋本龍太郎（有名な厚生族だった）の息子で、その地盤（岡山4区）を引き継いだ典型的な世襲議員である。

稲津久は公明党の衆議院議員で、専修大学商学部卒、北海道の道議会議員を経て、国会入りした。公明党枠の副大臣で、功績・実績が評価されたわけではないだろう。

厚労省政務官も二人で、**小島敏文**は大東文化大卒で、中山正暉、宮澤喜一の議員秘書を経て自民党岸田派の衆議院議員となった。もう一人の政務官は、**自見英子**《はな》、筑波大国際関係学部、東海大医学部を出て小児科医として病院勤務をしていたが、元郵政大臣の**自見庄三郎**（自民党―国民新党）の娘としてその地盤を継いで自民党の参議院議員となった。

厚労省の官僚のトップの政務次官は、**鈴木俊彦**で、東大法学部卒、いわゆるキャリアの厚労官僚である。厚労省事務次官は、**土屋喜久**で、やはり東大法卒のキャリアとして労働基準局、職業安定所などの労働畑を歴任した。厚生行政については門外漢だろう。

厚労省官房長は、**土生栄二**、東大法卒。総括審議官は、**田中誠二**。もう一人の審議官（危機管理、科学技術、イノベーション、国際調整、がん対策、国立高度専門医療研究センター）担当が、前出の大坪寛子で、官邸官僚の首相補佐官の**和泉洋人**との不倫事件で週刊誌ダネとなった人物である。厚労省の対策本部のトップとして、自見英子などとともに「ダイヤモンド・プリンセス」号に入船したが、マスクなしで船内をうろつき回り、周囲の顰蹙《ひんしゅく》を買ったと、『週刊文春』の文春砲で攻撃された。

厚労省の感染症対策に当たるのは、厚生労働省健康局の「結核感染症課」であり、その所管は、「感染症により公衆衛生上重大な危害が生じ、又は生じるおそれがある緊急の事態への対応に関すること」となっている。厚労省の組織図を見ると、感染症対策を担う部署は、「結核感染症課」であり、感染症課として独立した課ではなく、結核といっしょにされている。同じ健康局の中でもハンセン病に関する部局が多数の課に細分化されているのと比べて、何という〝存在の限りない軽さ〟かと思わざるをえない。

大臣以下、感染症対策については、ほとんど専門外で、担当審議官として4月2日にコロナウイルス感染症の担当の審議官として任命されたのが**吉永和生**という人物だが、もともと厚労省では労働基準監督署や職業安定所などを管轄していた官僚で、感染症や公衆衛生には全く素人であることはその経歴からして明らかだろう。

つまり、厚労省側は、1月28日に「新型コロナウイルスに関連した感染症対策に関する厚生労働省対策推進本部」を設けたが、その中に公衆衛生の専門家は一人もいなく（小児科医の自見英子と、大坪寛子の2人の医系技官がいるだけだ）。

政府の実際の具体的なコロナ対策については、官邸に設置された「**新型コロナウイルス感染症対策本部**」が担っているのだが、実際の方針や企画、実行に携わっていたのは、厚労省とは直接の関係のない押井仁や西浦博などの専門の研究家たちで、政府は彼らに丸投げしているような状態であることは明らかだ。首相の記者会見の発言も、専門家会議や諮問委員会の尾身茂の言葉のほとんどオウム返しであり、現実的な対策案も、西浦博の発言を基にしている（それを安倍流に歪曲、捏造しているから西浦が怒るのも無理はない）。

そんな実際の当事者である西浦たちが、官邸の対策本部の散らかった一室で、カップ麺を啜《すす》っているのをテレビ画面で見て、私の妹は何という待遇だろう、もっとちゃんとした食事ぐらい用意してあげればいいのに、と義憤を漏らしていた。政府側の彼らに対する遇し方（冷遇）は、そんな場面にしっかりと映されていたのである。彼らはもっと政府、厚労省の失敗、ダメさぶりを発信した方がいい。ボランティアとしての彼らが〝対コロナウイルス戦争〟の最前衛として戦っていることを、NHKのこの番組は我々に知らせてくれたのである。

新型コロナウイルス感染症対策の基本方針

令和2年2月25日　新型コロナウイルス感染症対策本部決定

1．現在の状況と基本方針の趣旨

新型コロナウイルス感染症については、これまで水際での対策を講じてきているが、ここに来て国内の複数地域で、感染経路が明らかではない患者が散発的に発生しており、一部地域には小規模患者クラスター（集団）が把握されている状態になった。しかし、現時点では、まだ大規模な感染拡大が認められている地域があるわけではない。

感染の流行を早期に終息させるためには、クラスター（集団）が次のクラスター（集団）を生み出すことを防止することが極めて重要であり、徹底した対策を講じていくべきである。また、こうした感染拡大防止策により、患者の増加のスピードを可能な限り抑制することは、今後の国内での流行を抑える上で、重要な意味を持つ。

あわせて、この時期は、今後、国内で患者数が大幅に増えた時に備え、重症者対策を中心とした医療提供体制等の必要な体制を整える準備期間にも当たる。

このような新型コロナウイルスをめぐる現在の状況を的確に把握し、国や地方自治体、医療関係者、事業者、そして国民が一丸となって、新型コロナウイルス感染症対策を更に進めていくため、現在講じている対策と、今後の状況の進展を見据えて講じていくべき対策を現時点で整理し、基本方針として総合的にお示ししていくものである。

まさに今が、今後の国内での健康被害を最小限に抑える上で、極めて重要な時期である。国民の皆様に対しては、2．で示す新型コロナウイルス感染症の特徴を踏まえ、感染の不安から適切な相談をせずに医療機関を受診することや感染しやすい環境に行くことを避けていただくようお願いする。また、手洗い、咳エチケット等を徹底し、風邪症状があれば、外出を控えていただき、やむを得ず、外出される場合にはマスクを着用していただくよう、お願いする。

2．新型コロナウイルス感染症について現時点で把握している事実

・一般的な状況における感染経路は飛沫感染、接触感染であり、空気感染は起きていないと考えられる。

閉鎖空間において近距離で多くの人と会話する等の一定の環境下であれば、咳やくしゃみ等がなくても感染を拡大させるリスクがある。

・感染力は事例によって様々である。一部に、特定の人から多くの人に感染が拡大したと疑われる事例がある。

一方で、多くの事例では感染者は周囲の人にほとんど感染させていない。

・発熱や呼吸器症状が1週間前後持続することが多く、強いだるさ（倦怠感）を訴える人が多い。また、季節性インフルエンザよりも入院期間が長くなる事例が報告されている。

・罹患しても軽症であったり、治癒する例も多い。

重症度としては、致死率が極めて高い感染症ほどではないものの、季節性インフルエンザと比べて高いリスクがある。特に、高齢者・基礎疾患を有する者では重症化するリスクが高い。

・インフルエンザのように有効性が確認された抗ウイルス薬がなく、対症療法が中心である。また、現在のところ、迅速診断用の簡易検査キットがない。

・一方、治療方法については、他のウイルスに対する治療薬等が効果的である可能性がある。

3．現時点での対策の目的

・感染拡大防止策で、まずは流行の早期終息を目指しつつ、患者の増加のスピードを可能な限り抑制し、流行の規模を抑える。
・重症者の発生を最小限に食い止めるべく万全を尽くす。
・社会・経済へのインパクトを最小限にとどめる。

4．新型コロナウイルス感染症対策の基本方針の重要事項

（1）国民・企業・地域等に対する情報提供

①国民に対する正確で分かりやすい情報提供や呼びかけを行い、冷静な対応を促す。
・発生状況や患者の病態等の臨床情報等の正確な情報提供
・手洗い、咳エチケット等の一般感染対策の徹底
・発熱等の風邪症状が見られる場合の休暇取得、外出の自粛等の呼びかけ
・感染への不安から適切な相談をせずに医療機関を受診することは、かえって感染するリスクを高めることになること等の呼びかけ等

②患者・感染者との接触機会を減らす観点から、企業に対して発熱等の風邪症状が見られる職員等への休暇取得の勧奨、テレワークや時差出勤の推進等を強力に呼びかける。

③イベント等の開催について、現時点で全国一律の自粛要請を行うものではないが、専門家会議からの見解も踏まえ、地域や企業に対して、イベント等を主催する際には、感染拡大防止の観点から、感染の広がり、会場の状況等を踏まえ、開催の必要性を改めて検討するよう要請する。
④感染が拡大している国に滞在する邦人等への適切な情報提供、支援を行う。
⑤国民、外国政府及び外国人旅行者への適切迅速な情報提供を行い、国内での感染拡大防止と風評対策につなげる。

（２）国内での感染状況の把握（サーベイランス（発生動向調査））

ア）現行

①感染症法に基づく医師の届出により疑似症患者を把握し、医師が必要と認めるＰＣＲ検査を実施する。
　患者が確認された場合には、感染症法に基づき、積極的疫学調査により濃厚接触者を把握する。
②地方衛生研究所をはじめとする関係機関（民間の検査機関を含む。）における検査機能の向上を図る。
③学校関係者の患者等の情報について都道府県の保健衛生部局と教育委員会等部局との間で適切に共有を行う。

イ）今後

○地域で患者数が継続的に増えている状況では、入院を要する肺炎患者の治療に必要な確定診断のためのＰＣＲ検査に移行しつつ、国内での流行状況等を把握するためのサーベイランスの仕組みを整備する。

（3）感染拡大防止策

ア）現行

①医師の届出等で、患者を把握した場合、感染症法に基づき、保健所で積極的疫学調査を実施し、濃厚接触者に対する健康観察、外出自粛の要請等を行う。

　地方自治体が、厚生労働省や専門家と連携しつつ、積極的疫学調査等により、個々の患者発生をもとにクラスター（集団）が発生していることを把握するとともに、患者クラスター（集団）が発生しているおそれがある場合には、確認された患者クラスター（集団）に関係する施設の休業やイベントの自粛等の必要な対応を要請する。

②高齢者施設等における施設内感染対策を徹底する。

③公共交通機関、道の駅、その他の多数の人が集まる施設における感染対策を徹底する。

イ）今後

①地域で患者数が継続的に増えている状況では、

・積極的疫学調査や、濃厚接触者に対する健康観察は縮小し、広く外出自粛の協力を求める対応にシフトする。

・一方で、地域の状況に応じて、患者クラスター（集団）への対応を継続、強化する。

②学校等における感染対策の方針の提示及び学校等の臨時休業等の適切な実施に関して都道府県等

から設置者等に要請する。

（4）医療提供体制（相談センター／外来／入院）

ア）現行

① 新型コロナウイルスへの感染を疑う方からの相談を受ける帰国者・接触者相談センターを整備し、24時間対応を行う。

② 感染への不安から帰国者・接触者相談センターへの相談なしに医療機関を受診することは、かえって感染するリスクを高めることになる。このため、まずは、帰国者・接触者相談センターに連絡いただき、新型コロナウイルスへの感染を疑う場合は、感染状況の正確な把握、感染拡大防止の観点から、同センターから帰国者・接触者外来へ誘導する。

③ 帰国者・接触者外来で新型コロナウイルス感染症を疑う場合、疑似症患者として感染症法に基づく届出を行うとともにPCR検査を実施する。必要に応じて、感染症法に基づく入院措置を行う。

④ 今後の患者数の増加等を見据え、医療機関における病床や人工呼吸器等の確保を進める。

⑤ 医療関係者等に対して、適切な治療法の情報提供を行うとともに、治療法・治療薬やワクチン、迅速診断用の簡易検査キットの開発等に取り組む。

イ）今後

① 地域で患者数が大幅に増えた状況では、外来での対応については、一般の医療機関で、診療時間や動線を区分する等の感染対策を講じた上で、新型コロナウイルスへの感染を疑う患者を受け入れ

る（なお、地域で協議し、新型コロナウイルスを疑う患者の診察を行わない医療機関（例透析医療機関、産科医療機関等）を事前に検討する。）。あわせて、重症者を多数受け入れる見込みの感染症指定医療機関から順に帰国者・接触者外来を段階的に縮小する。

風邪症状が軽度である場合は、自宅での安静・療養を原則とし、状態が変化した場合に、相談センター又はかかりつけ医に相談した上で、受診する。高齢者や基礎疾患を有する者については、重症化しやすいことを念頭において、より早期・適切な受診につなげる。

風邪症状がない高齢者や基礎疾患を有する者等に対する継続的な医療・投薬等については、感染防止の観点から、電話による診療等により処方箋を発行するなど、極力、医療機関を受診しなくてもよい体制をあらかじめ構築する。

②患者の更なる増加や新型コロナウイルス感染症の特徴を踏まえた、病床や人工呼吸器等の確保や地域の医療機関の役割分担（例えば、集中治療を要する重症者を優先的に受け入れる医療機関等）など、適切な入院医療の提供体制を整備する。

③院内感染対策の更なる徹底を図る。医療機関における感染制御に必要な物品を確保する。

④高齢者施設等において、新型コロナウイルスへの感染が疑われる者が発生した場合には、感染拡大防止策を徹底するとともに、重症化のおそれがある者については円滑に入院医療につなげる。

（5）水際対策

国内への感染者の急激な流入を防止する観点から、現行の入国制限、渡航中止勧告等は引き続き実施する。

一方で、検疫での対応については、今後、国内の医療資源の確保の観点から、国内の感染拡大防止策や医療提供体制等に応じて運用をシフトしていく。

（6）その他

①マスクや消毒液等の増産や円滑な供給を関連事業者に要請する。

②マスク等の国民が必要とする物資が確保されるよう、過剰な在庫を抱えることのないよう消費者や事業者に冷静な対応を呼びかける。

③国際的な連携を密にし、WHOや諸外国の対応状況等に関する情報収集に努める。また、日本で得られた知見を積極的にWHO等の関係機関と共有し、今後の対策に活かしていく。

④中国から一時帰国した児童生徒等へ学校の受け入れ支援やいじめ防止等の必要な取組を実施する。

⑤患者や対策に関わった方々等の人権に配慮した取組を行う。

⑥空港、港湾、医療機関等におけるトラブルを防止するため、必要に応じ警戒警備を実施する。

⑦混乱に乗じた各種犯罪を抑止するとともに、取締りを徹底する。

5．今後の進め方について

今後、本方針に基づき、順次、厚生労働省をはじめとする各府省が連携の上、今後の状況の進展を見据えて、所管の事項について、関係者等に所要の通知を発出するなど各対策の詳細を示していく。

地域ごとの各対策の切替えのタイミングについては、まずは厚生労働省がその考え方を示した上で、地方自治体が厚生労働省と相談しつつ判断するものとし、地域の実情に応じた最適な対策を講ずる。

なお、対策の推進に当たっては、地方自治体等の関係者の意見をよく伺いながら進めることとする。

クラスター対策班

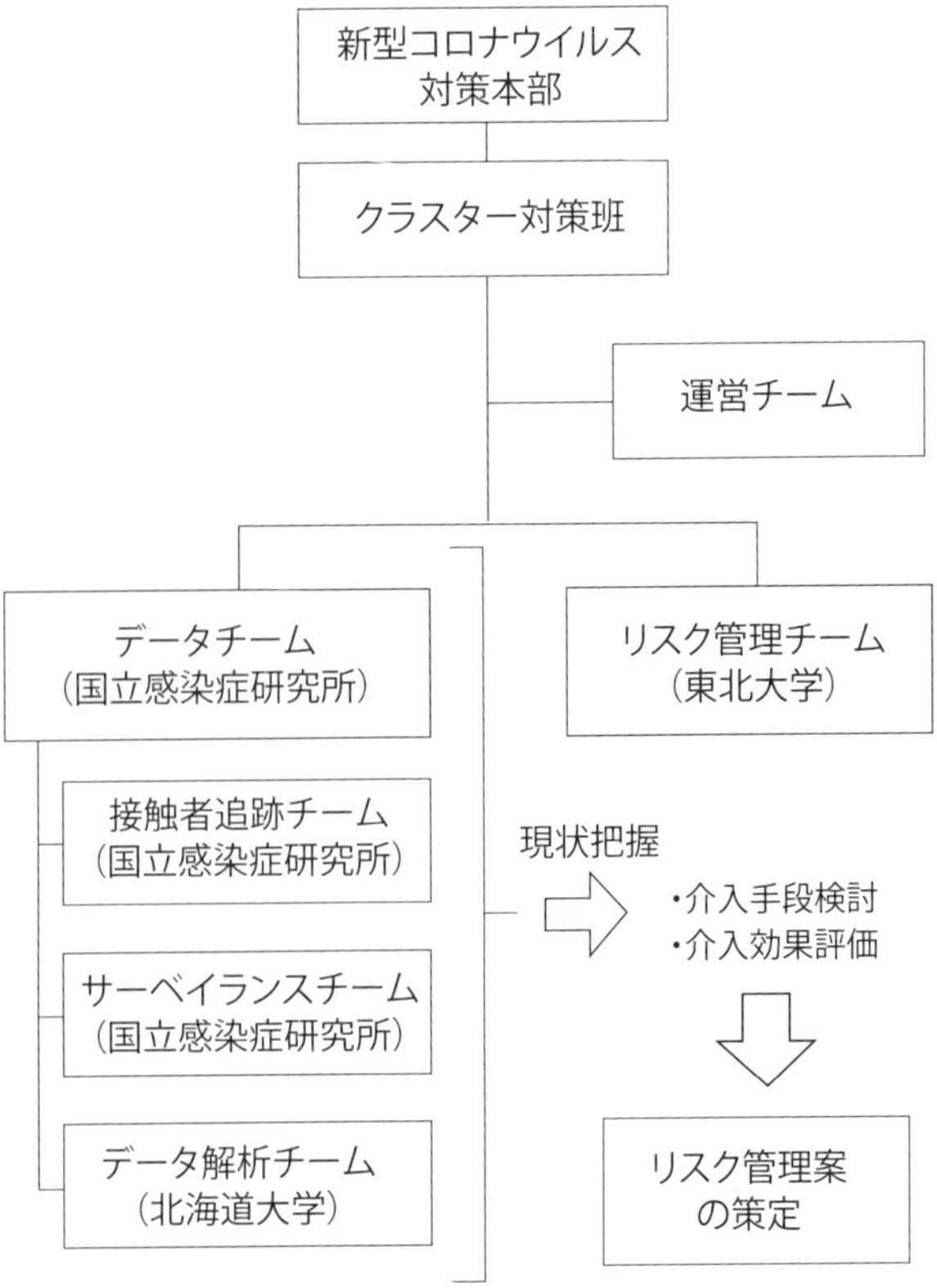

○厚生労働省内に専用の部屋を設けて、対策を検討・実施。
○協力機関：国立感染症研究所、国立保健医療科学院、
国立国際医療研究センター、北海道大学、東北大学、
新潟大学、国際医療福祉大学等（総勢約30名）

事態の進行や新たな科学的知見に基づき、方針の修正が必要な場合は、新型コロナウイルス感染症対策本部において、専門家会議の議論を踏まえつつ、都度、方針を更新し、具体化していく。

この方針が、2月25日の日付を持っていることに注意をすべきだろう。もちろん、前日の24日に、安倍首相が、IOCのバッハ会長とテレビ電話による会談を行い、東京五輪2020を、1年間の延期と決定したことが大きな契機となっている。この決定の翌日に、これだけの具体的な「方針」が突然に策定されるということはありえず、それ以前から策定準備がされていたことは明白である。それまでオリンピック開催に固執していた安倍政権が〝延期〟を決めた瞬間に、ようやく新型コロナウイルス感染症に対する本格的な取り組みが始まったのである。小池百合子都知事も、それまで一切コロナウイルスについて発言（記者会見）を行って来なかったのに、急遽、会見を行い、〝ロックダウン（都市封鎖）〟という言葉を含む強い対応を表明したのである。もちろん、今年7月5日にある東京都知事選挙（での再選）が頭にあることは明らかだ。つまり、安倍も小池も、それまではオリンピック・パラリンピック開催を優先させていたのである。その開催の延期がやむをえないものとして延期となってから、新型コロナウイルス対策に本気とならざるをえなかったのである。

初動の行動の遅れは、ひとえにこのトップ二人の判断の遅延にあったのだ。

次に、この基本方針を検討してみよう。この発表以来、「クラスター」という言葉が一躍、流行語のように使われ始めたのだが、政府・厚労省の対策が、**押谷仁**を実質的なリーダーとした政府の「クラスター班」メンバーが、中心となり、集団感染の「クラスター」の中から、感染者の感染経路をたどり、その「クラスター」を潰すことによって、コロナウイルス感染のリンクを断ってゆくことを目的としていた。この時、少ないリソースをクラスターの発見、絶滅のために集中させることによって最終的にコロナウイルス感染を縮小化させることを目論んだのである。

しかし、クルーズ船から屋形船、ライブハウスなど、いわゆる〝3密（狭い場所に密集する・換気の悪い密閉された空間・密接な距離で会話する）〟の空間でのクラスターから、感染経路不明の市中感染の割合が増加してゆくにつれ、クラスター潰しの方策だけでは、実状に合わなくなっていったと考えられる。

押谷仁は、NHKの番組のインタビューで、「すべて人がPCR検査を受けるとなると医療機関に人が殺到しそこで感染が拡大してしまうという懸念があってむしろPCR検査を抑えていることが日本がこういう状態で食いとどまっている大きな理由だと思います」と言って、検査を絞ることが、感染拡大を防止するといったことを語っていたが押谷の上司の尾身は、さらに「我々が疑う人すべてを検査するという考えは全くない。公衆科学的に意味がないということ」とまで言い切っている。また、尾身は、『日経サイエンス』の「新型コロナウイルス感染症座談会」（尾身茂・脇田隆字・押谷仁が出席）でも「完全に1人ひとりの感染を防ごうと思うと全員に検査をしないといけないですよね。でもそれは非現実的です」と言っている。さらに、尾身は「この状況でなるべく早く発症をつかむには、4日ほど熱が続いたらすぐに相談をし、必要になればPCR検査をするのが適切です」という。「4日（間の待機）」という方針は、ここから始まるのだ。

しかし、これはむしろ現状においては、放棄され、転換されるべき方針であって、クラスター発見にこだわることが、かえって市中感染者を見逃し、患者の重症化をもたらしているのではないかと疑われる。PCR検査を広範に行い、家庭内感染や、院内感染を防止するために、陽性者を早めに隔離することが必要とされるのである（これらPCR検査の拡大反対派の言い方が「発熱外来」設置に反対する「仙台方式」に口調が似ていることに注意しよう）。

なぜ、日本でPCR検査が行われないのか理由を考えてみた。

クルーズ船「ダイヤモンド・プリンセス」号事態の時に、厚労省は乗客、乗員全員の感染の有無を調べるPCR検査の必要性、必然性を認めなかった。そのために、船内でウイルスが蔓延し、死者も出たのだが、厚生省はその初動の対応の失敗を反省せず、その判断を行った厚労省の担当者に責任を取らせることはなかった。無責任の連鎖が始まったのである。脇田隆字は、先の座談会で、「感染研からの職員を派遣して内部調査をし、それから船に入られた人々の報告を受けました。そこで我々は適切な管理をやったという報告を」受け、「（確かに）隔離は一定程度成功したという立場です」と述べている。隔離が成功したから、PCR検査は必要がなかったという〝立場〟なのだろう。

この厚労省の責任者というのは、厚労省の官僚として記者会見を行った（船内の乗員・乗客の全員の

ＰＣＲ検査はしない、と言い切った）大坪寛子審議官か、それに近い厚生官僚（医系技官）だろう。大坪審議官は、『週刊文春』の文春砲で、安倍政権の首相補佐官の実力者和泉洋人との不倫関係にあるというスキャンダルを暴露された人物で、官邸にもっとも近い厚生官僚の実力者だろう（やはり文春砲によれば、彼女は山中伸弥所長の京都大学iＰＳ細胞研究所の予算削減を独断で打ち出したという――まさに厚労省の女帝である）。

追記・『週刊文春』の最新号によると、大坪寛子は内閣官房の健康・医療戦略室次長の役職を解任され、元の厚労省大臣官房審議官の地位に戻ったようだ。彼女の女帝的な力はかなり弱まったようだ。（5月1日記）

彼女が、「ダイヤモンド・プリンセス」号の全員のＰＣＲ検査の必要性を否定したことから、日本の新型コロナウイルスに対する政策の迷走は始まった（彼女だけの見解だとは思わない。厚労省全体の本質的な隠蔽体質によるものだろう）。厚生官僚たちが、自分たちの非を認めることをせずに、ＰＣＲ検査の不確実性を言い立て、検査機器や設備、体制の不備を理由に、頑として検査の拡充を拒否していたのである。

この方針の発表によって、コロナウイルス感染者の検査、治療の流れは決まった。「**感染への不安から帰国者・接触者相談センターへの相談なしに医療機関を受診することは、かえって感染するリスクを高めることになる**」ため、感染を疑う（疑われる）者は、近隣の保健所を通じて、「**まずは、帰国**

者・接触者相談センターに連絡いただき、新型コロナウイルスへの感染を疑う場合は、感染状況の正確な把握、感染拡大防止の観点から、同センターから帰国者・接触者外来へ誘導」される。

しかし、この時の条件として、「風邪のようなだるさや咳のような症状があり、37度5分以上の発熱が4日間以上続く」場合で、「かつ、新型コロナウイルス感染が流行している外国・地域からの帰国者か、帰国者と接触した人」という条件もあった（この武漢・湖北省からの帰還者、あるいはその人との接触者という縛りはかなり後まで末端の保健所レベルでは生き残っていた）。

「擬似感染症患者として感染症法に基づく届出を行うとともにPCR検査を実施する。必要に応じて、感染症法に基づく入院措置を行う」のである。

これを踏まえた2月17日の厚労省が発表した「相談・受診の目安」は、「風邪の症状や37・5℃以上の発熱が4日以上続く方」「強いだるさ息苦しさがある方」であり、「高齢者や基礎疾患などのある方はこの状態が2日程度続く場合」である。

4日間の経過観察の理由について、尾身茂専門家会議の副座長は「PCR検査のキャパシティーとのバランスを現実的に考えたから」（3月10日）と〝本音〟を漏らした。さらに、専門家会議の医師会代表の**釜萢敏**は、「いつもと体調が違うということに対して4日間経過をみてくださいというメッセージと取られたんですが、それはそうではなくていつもと違う症状が少なくとも4日も続くというのであれば、普段はあまり受診されなくても今回に関しては相談していただきたい」というように〝解説〟して、国民全体が厚労省の「目安」を誤解しているとしたが、この解説の言葉を見ても、何が誤解であるのか、私にはよく分からない。やはり、熱があっても、咳が出ても、4日間は我慢しろ、といっているとしか読み取れないのである。

この受診相談の条件（目安）がＰＣＲ検査の拡充を阻害し、ひいては〝隠れた市中感染者（シークレット・クラスター）〟を大量に生み出すこととなったと批判されるようになっても、専門家会議・厚労省―保健所は、いったん決めたこの条件を見直そうとはせず、この待機の4日間の間に重症化し、死に至るケースが見られるようになってから初めて、「帰国者・接触者相談センター」という今やほとんど不適切となった名称を「発熱者外来センター」などと改め、ＰＣＲ検査などを柔軟に行うように指示を出したのである（その変更の理由などを明らかにしないまま――サッカーの試合中にゴールを移動させるようなことはしてはならない――あまりに当たり前だが）。

追記・その後、加藤厚労相は、それまでの「37度5分以上が4日間（家で待機）」は、（国民の）誤解だとして、「比較的軽い風邪のような症状が4日間続く」「息苦しさ、強いだるさ、高熱など強い症状のいずれかがあ」れば、すぐに保健所や相談センターに相談し、専門外来を受診するというように、相談や受診や相談の目安を変えた。テレビ画面に映った、そのシレっとした加藤厚労相の厚顔な発言に、私の妹は、一言〝嘘つき〟と言った。（**5月8日記**）

4.13 2020

2020年4月13日（月）

4月13日（月）

札幌市と北海道で共同の緊急共同宣言が出た。国に先駆けて緊急事態宣言を出した北海道の**鈴木直道**知事だが、北海道経済の予想を上回る停滞に驚き、3月7日に一定の効果が上がったとして、いったん解除、その後また感染者数が右肩上がりとなり、札幌呼吸器科病院の院内感染のクラスターが出たことから、再度の緊急宣言となった。おかげで再開したばかりの札幌の小中学校は再び休校となり、教育現場は混乱を極めている。

未曾有の感染症対策にフレキシブルに対応することは当然だが、この道と札幌市の対応は、司令塔たるべき政治家のトップが、ぐらぐらと動揺し、事態の見通しを見誤り、経済界や実業界からの批判に、過度に気を回しすぎた結果のものだろう。『北海道新聞』によれば、10日にも出されるだろうとしていた共同宣言が3日も遅れたのは、道議会の自民党会派への〝忖度《そんたく》〟によるという。先の緊急宣言の時も、道議会にきちんと根回しをせず、自民党議員の反撥を受けていた鈴木知事が、今度は〝ヒヨって〟宣言の発出を遅らせたのである。一斉休校が、札幌市とその近郊だけに限定されたのも、札幌市と道との〝政策的乖離〟を示すものだろう。

いずれにしても、国（政府）と東京都のように、為政者同士の〝社会的距離〟や対立関係が、緊急事態の対策に大きな影響を与えることは、下策もいいところだ。理美容院を休業対象に入れろ入れるな、といった論争や、居酒屋の営業時間を規制しろとかするなといった、本質的な問題とはかけ離れたところで小池都知事と西村大臣がやり合っているのを見れば、ますます政治家不信は募《つの》るばかりだ（それにしても、西村コロナ担当大臣の器の小ささには呆れ果てた）。道と札幌市のやりとりは、そうした中央政界の先駆けでもあり、縮小版でもある。札幌市民であり、北海道民である私にとって、由々しき問題だ。

北海道では感染者の数が右肩上がりに上がっていて、第2波の感染拡大が始まっているというが、そもそもは第1波が収束していないうちに、緊急事態を解除し、外出自粛の〝緩み〟を促したからだ。それはひとえに道議会や自民党関係者からの経済の冷え込みに対する鈴木知事への反撥や抵抗に抗し切れなかったということで、知事自身が官邸（菅官房長官）のなかなか定まらない意志には逆らえないという弱みによるものなのだ。

4.14 2020

2020年4月14日（火）

4月14日（火）

木村盛世《もりよ》の『厚生労働省崩壊「天然痘テロ」に日本が襲われる日』という本を読んだ。２００９年3月に講談社から発行されたものだから、今回の事態から、十年近くも前に書かれたものだ。その中に、現在の事態を予見するような記述があったから、注目せざるをえなかった。

東京湾に向かって大型客船がやってきました。どうやらその中には今まで見たことのない感染症患者が出ているらしく、人も死んでいます。重症患者もいるらしいです。
このような状況の場合、あなたならどうしますか？
①動けない人がいるから、すぐ助けなければならないと言って、船を岸壁につけさせる。
②わけのわからない感染症だから、船は入れない。
もし、あなたが公衆衛生の専門家であったら、必ず②を

選ぶべきです。

公衆衛生とは、健康問題の脅威から国を守ることにあります（ここでは日本という〝国〟に限定して考えることにします）。ですから、わけのわからない感染症が日本に入ってくることは、日本の国民をわけのわからない感染症という脅威にさらすことになるのです。


木村盛世によると、「ダイヤモンド・プリンセス」号が、横浜港に接岸したいと言ってきた時、日本の厚労省の取った態度（接岸させない、下船させない）は「正解」ということになる。外国籍の船内で起こった感染症を日本国内に入れてはいけない。船の中で感染症が猖獗をきわめ、多くの患者が重症化したり、死んだとしても「公衆衛生学」の立場からすれば、決して船を接岸させたり、患者を下船させたりしてはいけないのである。

もし、船が日本領海外にあれば、船籍のある英国が、クルーズ船の事態に対する対策を取らなければならない。厚労省が最初のうち、横浜港に接岸を認めようとしなかったのは、厄介事を引き受けたくなかったからだ（そんな能力もない）。さまざまな批判が出て、人道的立場から入港を認めざるをえなくなってからも、乗客・乗員の下船を認めなかったのも、「公衆衛生」の立場から、感染症の国内流入を防ぐという厚労省の検疫のマニュアル通りの対応であろう。

ただ、いったん船が日本の港に入った以上は、管轄は日本側のものとなる。日本の感染症についての法令に基づけば、新型感染症の罹患者は、症状の有無に関わらず感染指定病院に入院させなければならない。感染指定病院のベッド数が、大規模に流行する感染症患者の数に比して足りないことは火を見るより明らかなことだった。

厚労省の担当医系技官が、新型コロナウイルスに感染しているかどうかを調べるためのＰＣＲ検査を全員に実施することをためらったのも、検査の体制が間に合わなかったということより、その検査で陽性となった患者を、収容する病床が全く足りないことも、これまた火を見るよりも明白だったからだ。

木村もりよが、テレビのニュース・ショーで、ＰＣＲ検査を拡充させるべきではないという論陣を張ったのも、「公衆衛生学」のセオリー通りの意見だったのである（さらに彼女は、公衆衛生学を国防からの観点から見ていることを明らかにしている）。

テレビでは、高飛車な物言いをする、いかにも元厚労省官僚のエリート意識の、いやに横柄づくのコメンテーターとして反感を持っていた（私が、である）木村もりよだが、厚労省の役人としては異色で、反骨的な人物であったらしい。厚労省の医系技官が、無能で権威づくの木っ端役人であることを看破し、日本の検疫体制のお粗末さを暴露したという功績はあるものの、彼女自身が典型的な厚労省のような〝官僚マインド〟の持ち主であることには自ら気がついていないようだ。「ダイヤモンド・プリンセス」号の死者13人は、多くは、接岸をためらった――下船を許さなかった――悉皆ＰＣＲ検査をしなかった、という厚労省の役人（と厚労相と官邸幹部）の初動の判断の失敗によるものであり、彼らの責任に帰せるものだが、直接的には加藤厚労大臣の無能力、無責任に帰するものだろう。

その〝さまよえるクルーズ船〟「ダイヤモンド・プリンセス」号のコロナウイルス騒動の顚末を時系列的に回顧してみよう。

まず基本的な事項だ。

船名ダイヤモンド・プリンセス号、船籍はイギリスで、所有者は英国Ｐ＆Ｏ社で、製造は、三菱重工業長崎造船所、船の長さ２９０メートル、総排水量11万５８７５トン、17階建ての船室は１３３７室で、収容乗客２７０６人、乗員１１００人（今回は乗客２６６６人、乗員は１０４５人）である。

２０２０年の1月20日、横浜を出港し、クルーズ航海を開始した。中国、ベトナムを経て台湾、沖縄などの二週間の周航を予定していた。

以下、日付順に摘記する。

1月25日　乗客（中国人）一人が健康不良のため香港で下船した。

2月1日　香港で下船した乗客が新型コロナウイルスに感染していたことが判明する。那覇で検疫を行い、２６０人に発熱などの症状が見られる。横浜市が、神奈川県に患者の移送を依頼。

2月3日　船内放送で、陽性者が出たことを発表。ただし、船内の公共空間やレストランなどは閉鎖せず。

2月4日　検疫のため航海差し止め、横浜港に接岸した。発熱、咳などの症状のある乗客31人にＰＣ

R検査を実施し、10人の感染確認。下船させ、神奈川県内の病院に入院させる。
2月5日　厚労省の**正林督章**を総括官とする船内対策本部を設置する。
2月6日　41人の感染確認。
2月8日　6人の感染確認。
2月9日　66人の感染確認。
2月11日　日本医師会の感染調査チームが乗船。
2月12日　船内で検疫作業をしていた検疫官1人の感染判明。
2月17日　厚生労働省職員1人の感染。
2月18日　169人の感染確認。神戸大の**岩田健太郎**教授が専門家として船内に入り、その状況をツイッターで報告。船内でグリーン・ゾーン（非感染ゾーン）とレッド・ゾーン（感染ゾーン）との明確な区別がついていないとして、衛生環境の劣悪さを告発。厚労省はただちに反論（こういう時だけは迅速だ）、岩田教授はツイッターを削除。政権からの圧力がかけられたと思われる。しかし、岩田教授は英語による記者会見で自説を撤回しなかった。
2月19日　乗客500人下船。
2月20日　厚生労働省職員、内閣官職員2名の感染が判明。
3月1日　全乗客乗員が下船した。
3月上旬　清掃と消毒作業開始。

3月25日　乗員を入れ替え横浜港、離岸した。

結果的には、クルーズ船の感染者は、712名、死者13名で事態は終息したのである（致死率1・82パーセント）。

岩田健太郎の『新型コロナウイルスの真実』（ベスト新書、2020年4月20日、株式会社ベストセラーズ）によると、クルーズ船内において感染者が出たことを知った厚労省は、コロナウイルス対策本部を作り、受け入れの横浜市はあわてて神奈川DMAT（Diaster Medical Assistance Team ディーマット災害派遣医療チーム）を呼び、船内に投入した。しかし、彼らは東日本や熊本などの津波や地震や大洪水などの被災地で、災害を専門とする医療チームで、公衆衛生の専門家でもなく、感染症については専門外だった。厚労省には、FETP（感染症危機管理を行う人材育成プログラム）があったが、これは文字通り専門家を育成するコースであって、実践的に感染症対策に当たる人材が揃っているわけではない。もちろん、日本では数少ない専門家集団であるから、彼らも船内に入ったのだが、臨床的な作業ができるわけではないから、すぐに出ていってしまったらしい。

結局、救急医であるDMATの医者たちが船内に入ったのだが、公衆衛生の専門家たちではないから、防護服の着方・脱ぎ方、マスクの使用法まで徹底されていなかった。船内では厚労省が指揮系統のトップに立ち、船の右側にDMATが入り、東側に厚労省（前出の船内対策本部）が陣取り、さらに後方にDPAT（災害派遣精神医療チーム）が入って、マインド面での対策を実行した。しかし、感染者は増加する一方で、ここで厚労省はようやく専門家集団である日本環境感染学会から感染症の専門家を呼び、船内をウイルスのいる可能性のあるレッドゾーンと、安全なグリーンゾーンに分けるという、基本的な対策を行うようになったという。

しかし、この専門家たちも、3日ほどして帰ってしまい、これは「クルーズ船外の国内から感染者が増加して忙しくなったから」という理由によるものだったが、本当は船内での感染リスクがあまりにも高く、身の危険を感じたからではないかと、岩田教授は見ている（日本環境感染学会の会長名で下船の指示が来ていたらしい）。

この後、国際医療福祉大学などの専門家が入れ替わり立ち替わりして状況の監視や現状の把握をするのだが、指揮系統の権限は与えられておらず、指揮系統が不在のまま、混乱が深まる結果となる。厚労省では、橋本岳副厚労相が船内に乗り込んでゆき、「不潔ルート」と「清潔ルート」と書かれた船内の写真をツイッターに上げた（懸命にやっているフリをしていた？）。しかし、隔離政策の基本すら弁《わきま》えていないと批判が続出したので、橋本副厚労相はあわてて自分のツイッターを削除した。無能であるだけではなく、邪魔者となっていたらしい。混乱を一層深めるために、厚労省は、クルーズ船の中に余計な人物を送り込んでしまったのである。

4.15 2020

2020年4月15日（水）

4月15日（水）

厚労省―保健所―帰国者・接触者相談センター――帰国者・接触者外来（病院）という感染症対策のための組織体系の構図が崩壊していることが語られるようになってから久しい。ＰＣＲ検査が、他の外国に比べて桁《けた》違いに少ないことの原因は、都道府県や政令都市、特別区の設置している地方の保健所の連絡系統の目詰まりや、人材のパンク状態が影響している。

全国の保健所の数は、戦後の昭和20年にそれまでの３００箇所からいっきょに７００箇所以上に増え、それからずっと８００から９００台で推移していたが、平成９年度から減少に転じ、平成28年度には５００箇所以下に激減した。これは平成の大合併といわれる市町村合併（平成7年～11年に行われ、市町村数が、３２３２から１８２１に減少した）によって市町村の保健所の数が減らされたことの要素が大きい（出典・全国保健所長会ＨＰ）。

指定都市、中核都市、政令で定める都市は、1市1保健所が原則であり、市町村にあった保健所は廃止されるか、大きな市の保健所に合併されたのである。ちなみに当時の政府は、厚生族として知られた橋本龍太郎政権である。

就業している保健師の数は、平成30年度で約5万2000人で、そのうちの16パーセント、約8100人が保健所に勤務している。

人口10万人あたりの就業している保健師の人数は、全国平均41・9人だが、平均以下の都道府県は、茨城、埼玉、千葉、東京、神奈川、愛知、大阪、兵庫、三重、奈良、福岡の11都府県であり、最少は23・5人の神奈川県で、大阪の25・9人、東京の28・4人がそれに続く。

最初に緊急事態宣言の対象となった都道府県が、みな全国平均以下であることは注目に価するだろう。PCR検査が、なかなかスムーズに行われないという現状は、保健所のマンパワー不足によるものと考えて間違いはない。保健所の数だけでなく、保健師の人数を削減されたのである。

4月10日、さいたま市の**西田道弘**市保健所長は「病院があふれるのが嫌で（検査対象の選定を）厳しめにやっていた」と事情を正直に明らかにした（市長があわてて反論したが間に合わなかった）。さいたま市の4月10日までのPCR検査件数は171件、千葉市の700件の4分の1以下である。さらに、検査の結果、陽性と判明した者で、病院にも入れずに自宅待機となっている感染者も多数いるらしい。

これらが、単に、さいたま市保健所長の独断的方針だったとは思えない。保健所を設置するさいたま市や埼玉県、そして厚労省の通達が、感染者数を抑えることや、PCR検査を〝厳しめ〟に行うことなど、隠微に（あるいはあからさまに）指示していたのだろう。

これは、**大野元裕**埼玉県知事のリーダーシップのなさを物語るものでもあるだろうが、直近の知事選挙で、自民党・公明党推薦の候補者を、僅差で破った国民民主党出身の知事だから、政府の覚えが悪かったということなら、埼玉県人のコロナ感染者は浮かばれない。私の実の姉や兄の家族（甥や姪の家族もいる）の住む埼玉県だから、決してそんなことがあってもらっては困るのだが。

問題は、現今の感染症法では、指定感染症に罹患した患者は、軽症はおろか、無症状であっても特定感染症指定医療機関、もしくは第一種感染症指定医療機関に入院させなければならないという規定があるからだ。もちろん、感染症指定病院の指定ベッド数は少ない。新型コロナウイルスの感染検査で陽性になった者は原則的に少ないベッドに入院させなければならない。

こんな規則だ。

感染症の予防及び感染症の患者に対する医療に関する法律（感染症法）第19条　都道府県知事は、一類感染症のまん延を防止するため必要があると認めるときは、当該感染症の患者に対し特定感染症指定医療機関若しくは第一種感染症指定医療機関に入院し、又はその保護者に対し当該患者を入院させるべきことを勧告することができる。ただし、緊急その他やむを得ない理由があるときは、特定感染症指定医療機関若しくは第一種感染症指定医療機関以外の病院若しくは診療所であって当該都道府県知事が適当と認めるものに入院し、又は当該患者を入院させるべきことを勧告することができる。

こんな規定は実情に合わないから、法律を改正するか、解釈変更で、無症状患者、悪化のリスクの少ない陽性者は、ホテルなどの部屋などに「隔離」することを可能にすればいいだけのことだと思われるが、厚労省などのお役所は、そうしたフレキシブルな対応ができない。お役所仕事のお役所仕事たる所以である。

このために、重症者のための病床が逼迫し、適切な治療を受けられずに、ますます悪化したり、時には命を落としてしまうケースが見られるのだ。

保健所は、電話での問い合わせや病気相談、ＰＣＲ検査についての質問や相談、検体の持ち運び、地方の衛生研究所との連携、感染者の車での送り迎え、病室の確保と医療関係者との交渉、果ては死者の葬儀や遺体の火葬の指導に至るまで数知れぬ業務（雑務）に追いまくられているのだ（中には、「アベノマスク」の返品された不良品の検品などの仕事も、押し付けられているという）。厚労省からの通達、依頼、命令に翻弄され、マンパワーは、もはや限界にまでなっていたのである。

厚労省や地方自治体の保健部、保健所の現状を見て、もはや彼らだけに任せておけないと考えた医学の研究者、学者が、さまざまな提言を発表することとなったのだ（その代表的な論者が、**山中伸弥**や**本庶佑**といったノーベル医学・生理学賞の受賞者たちだ）。

感染症法による分類

一類感染症	エボラ出血熱、クリミア・コンゴ出血熱、痘そう、南米出血熱、ペスト、マールブルグ病、ラッサ熱
二類感染症	急性灰白髄炎（ポリオ）、結核、ジフテリア、重症急性呼吸器症候群（病原体がベータコロナウイルス属SARSコロナウイルスであるものに限る）、中東呼吸器症候群（病原体がベータコロナウイルス属ＭＥＲＳコロナウイルスであるものに限る）、鳥インフルエンザ（H5N1、H7N9）
三類感染症	コレラ、細菌性赤痢、腸管出血性大腸菌感染症、腸チフス、パラチフス
四類感染症	E型肝炎、A型肝炎、黄熱、Q熱、狂犬病、炭疽、鳥インフルエンザ（鳥インフルエンザ（H5N1、H7N9）を除く）、ボツリヌス症、マラリア、野兎病、ウエストナイル熱（ウエストナイル脳炎を含む）、エキノコックス症、オウム病、オムスク出血熱、回帰熱、キヤサヌル森林病、コクシジオイデス症、サル痘、ジカウイルス感染症等
五類感染症	インフルエンザ（鳥インフルエンザ及び新型インフルエンザ等感染症を除く）、ウイルス性肝炎（Ｅ型肝炎及びＡ型肝炎を除く）、クリプトスポリジウム症、後天性免疫不全症候群、性器クラミジア感染症、梅毒、麻しん、メチシリン耐性黄色ブドウ球菌感染症、アメーバ赤痢、ＲＳウイルス感染症、咽頭結膜熱、Ａ群溶血性レンサ球菌咽頭炎、カルバペネム耐性腸内細菌科細菌感染症、感染性胃腸炎、急性出血性結膜炎等

指定感染症　新型インフルエンザ、COVID-19

4.16 2020

2020年4月16日（木）

4月16日（木）

4月9日に京都大学・ｉＰＳ細胞研究所の山中伸弥教授がインターネットサイト「山中伸弥による新型コロナウイルス情報発信」において、「5つの提言」の改訂版を掲載した（その後4月23日にも更新されている）。ここでは4月9日の改訂版と、最初に出された3月31日の提言とを掲載する。

山中伸弥による新型コロナウイルス情報発信

5つの提言（4月9日の改訂版）

提言1　自分を、周囲の大切な人を、そして社会を守る行動を、自らとろう

4月7日に緊急事態宣言が7都府県に発令されました。政府諮問会議の専門家は、「今回の宣言はぎりぎりのタイミングである、人と人の接触を8割減らす必要がある」と発言されています。また具体的に「3密による人との接触は10割減らす、外出による接触は8割減らす、仕事による接触はまずは4割減らす。在宅勤務を拡大し仕事による接触は5割、6割と減らす努力を続ける」という明確な行動規範を示されています。ウイルスとの闘いは待ったなしの状態です。**国や自治体の指示を待たず、自分を、周囲の大切な人を、そして社会を守るための行動をとりましょう！**

提言2　感染者受入れ体制を整備し、医療従事者を守ろう

無症状者・軽症者用施設の拡張

ホテル等を利用した無症状や軽症感染者の専用施設設置が広がっています。日本の住宅事情では、感染者の自宅待機は困難です。無症状者の自治的活動や、感染後に回復した方の活用も検討し、出来るだけ収容できる数を増やすことが必要です。また滞在される方のストレス軽減も重要な課題です。

医療従事者の保護

重症者、重篤者の増大により、医療従事者の労働が過剰になり、感染のリスクも高まります。

・感染病床の増床
・人工呼吸器や防御服の増産、自治体をこえた柔軟な利用
・ローテンションなど、医療従事者の過重労働の軽減
・医療機関による役割分担体制の整備

・医療従事者の感染症対策に関する教育
・緊急性の低い、他疾患に対する処置や手術の延期
・抗体陽性者の活用
医師・看護師など医療関係者を、感染と過重労働から守る必要があります。

提言3 検査体制の強化

感染者や濃厚接触者の急増により、ＰＣＲ検査の必要性が急増すると予想されます。必要な人に、速やかに、かつ安全にＰＣＲ検査を実施する体制の強化が必要です。検査可能件数に対して、実際の検査数は半分以下です。**どこが律速段階になっているかを明らかにし、検査数を増やすべきです。必要な検査が行われないと、医療感染者の感染リスクが高まり、医療崩壊が懸念されます。**

また感染の拡大を全国規模で把握するため、無作為抽出サンプルのＰＣＲ検査や抗体検査、さらにはビックデータの活用を早急に進めるべきです。抗体陽性の方は、血漿療法など治療法の開発にご協力頂けますし、医療従事者の場合は現場での貴重な人材になります。

提言4 国民への長期戦への協力要請と適切な補償

2月末のイベント自粛や休校措置の際、「ここ1、2週が山場」という言葉が誤解され、3月中旬に人が観光地や繁華街に溢れました。今回の緊急事態宣言においても「1か月頑張ろう！」という発言

が誤解される可能性があります。厳格な対応をとっても、中国では第1波の収束に2か月を要しました。アメリカでは3か月と予測しています。第1波が収束しても、対策を緩めると第2波が懸念されます。対策は、ワクチンや治療薬が開発され、十分量が供給されるまで続けなければなりません。数か月から1年にわたる長期休業の間、事業主に対しての補償、従業員に対しての給与の支払いや再開時の雇用の保証を、国と自治体が行う必要があります。

国民に対して長期戦への対応協力を要請するべきです。休業等に対する強力で迅速な対策が必須です。

提言5　ワクチンと治療薬の開発に集中投資を

ワクチンの開発には1年は要する見込みです。アビガン等の既存薬が期待されていますが、過度の期待は禁物です。新型コロナウイルスの特性に応じた治療薬の開発が緊急の課題です。アメリカ等でワクチンや治療薬が開発されても、日本への供給は遅れたり、高額になる可能性もあります。**産官学が協力し、国産のワクチンと治療薬の開発に全力で取り組まなければなりません。**

3月31日に行った「5つの提言」

提言1 今すぐ強力な対策を開始する

ウイルスの特性や世界の状況を調べれば調べるほど、新型ウイルスが日本にだけ優しくしてくれる理由を見つけることが出来ません。検査数が世界の中でも特異的に少ないことを考えると、感染者の急増はすでに始まっていると考えるべきです。対策は先手必勝です。中国は都市封鎖をはじめとする強硬な対策をとりましたが、第1波の収束に2か月を要しました。アメリカの予想では、厳密な自宅待機、一斉休校、非必須の経済活動停止、厳格な旅行出張制限を続けたとして、第1波の収束に3か月かかると予測しています。

わが国でも、特に東京や大阪など大都市では、強力な対策を今すぐに始めるべきです。一致団結して頑張り、ウイルスに打ち克ちましょう！

提言2 感染者の症状に応じた受入れ体制の整備

無症状や軽症の感染者専用施設の設置を

・省令等により、無症状や軽症の感染者は、病院でなく専用施設で経過観察できるようにする
・日本の住宅事情では自宅待機は困難な場合が多い。

・予約が激減しているホテルや企業の宿泊付き研修施設を活用
・業務用ＥＶなど利用し、感染者動線と非感染者動線を分離
・無症候《（ママ）》者は施設内のジムなども利用可能とするなどしてストレス軽減
・管理業務は、感染しても重症化リスクの低い方に十分な感染防御の上でお願いする
・無症状者の自治的活動や、感染後に回復した方の活用も検討
・重症者用病院と連携し、急激な重症化に備える
・風評被害の対策を国と自治体がしっかり行う

無症状者・軽症者用の施設をいかに安全に、かつ快適に運営するか、各自治体の腕の見せ所です。

重症者、重篤者に対する医療体制の充実

・感染病床の増床
・人工呼吸器や防御服の増産、自治体をこえた柔軟な利用
・ローテンションなど、医療従事者の過重労働の軽減
・医療機関による役割分担体制の整備
・医療従事者の感染症対策に関する教育
・緊急性の低い、他疾患に対する処置や手術の延期

医師・看護師など医療関係者を、感染と過重労働から守る必要があります。

提言3 検査体制の強化（提言2の実行が前提）

これまでわが国は、無症状や軽症の感染者の急増による医療崩壊を恐れ、ＰＣＲ検査を限定的にしか行ってきませんでした。しかし、提言2が実行されれば、その心配は回避できます。また、このままでは医療感染者への2次感染が急増し、医療崩壊がかえって加速されます。自分が感染していることに気づかないと、家族や他の人への2次感染のリスクが高まります。また感染者数を過小評価すると、厳格な対策への協力を得ることが難しくなります。一方で、検査は検体を採取する医療関係者への2次感染の危険を伴います。さらに検査場に多くの人が殺到すれば、感染がかえって広がる恐れもあります。安全な検査体制を工夫する必要があります。**ＰＣＲ検査を必要な時に必要な数だけ安全に行う体制の強化が求められています。これは世界各国の行政や科学者の知恵比べです。**

提言4 国民への協力要請と適切な補償

短期間の自粛要請を繰り返すと、国民は疲弊します。厳格な対応をとっても、中国では第1波の収束に2か月を要しました。アメリカでは3か月と予測しています。第1波が収束しても、対策を緩めると第2波が懸念されます。対策は、ワクチンや治療薬が開発され、十分量が供給されるまで続けなければなりません。数か月から1年にわたる長期休業の間、事業主に対しての補償、従業員に対しての給与の支払いや再開時の雇用の保証を、国と自治体が行う必要があります。

国民に対して長期戦への対応協力を要請するべきです。休業等への補償、給与や雇用の保証が必須

です。**各国首脳や政治家の手腕が問われています。**

提言5　ワクチンと治療薬の開発に集中投資

ワクチンの開発には1年は要する見込みです。アビガン等の既存薬が期待されていますが、副作用も心配されます。新型コロナウイルスの特性に応じた治療薬の開発が緊急の課題です。アメリカ等でワクチンや治療薬が開発されても、日本への供給は遅れたり、高額になる可能性もあります。**産官学が協力し、国産のワクチンと治療薬の開発に全力で取り組まなければなりません。**

（掲載ＵＲＬ：http//www.covid19-yamanaka.com/cont6/main.html）

こうした山中伸弥教授の5つの提言は、時宜にかなった、適正なものと思われるが、これがなかなか現実の政策として取り入れられないことが、日本の社会の病状を現している。これが厚労省や専門家会議が初動対策として方向性を決めた最初の対策方針と異なっているからだ。

それはクラスターの追跡を中心として、その〝クラスター潰し〟を実践して、新型コロナウイルスの感染拡大を抑止し、その感染者増加のピークを少しでもあとへずらし、その間に緊急の医療体制を整えるというものだ。押谷仁など対策本部のクラスター班の活動によって、初期の頃のクラスターの発見、その壊滅はある程度成功した。大阪のライブハウスから、高知県や京都府、北海道への感染拡大の〝点と線〟が浮かび上がり、東京湾の屋形船から台東区上野の永寿総合病院、そして慶應大学病院への移動の道筋ははっきりした。だが、それまでだった。その間に整えられるべきはずの、医療トリアージ（治療の優先順位）の実行も、臨床ベッドの確保も、何よりも臨戦体制を整えさせる緊急事態の政治的判断も、先延ばしにされ、様子見にとどまり、一向に具体的なシステムの構築や整備に進んでゆかなかったのである。

対策の初動の政策ややり方が誤っていたことは明らかだ。政策トップの**安倍晋三**総理大臣が、東京五輪の開催に固執するあまりに、最初の対策が後手後手に回ったことは明白である。問題はそのことを糊塗するために、政府がこぞって自分たちの誤りを隠蔽し、庇い合い、迷走に迷走を重ねる負のスパイラルに陥ったことだ。「アベノマスク」の失敗がその典型例で、全国の世帯に2枚の布マスクを配布するという方針を撤回し、失策（愚策）を反省すればいいだけのものを、「適切」な方策だったと強弁し（反省のない奴だ。喝！）、政府内でも、与党内でも、何らの批判の声も上がらなかったということは、安倍一強といわれる現体制の大きな欠陥といわざるをえない。「布マスク2枚でもないよりはマシだ」、「貰わないよりは貰った方がいい」という庶民的なニヒリズムからの発言を、マスメディアのコメンテーターが、真顔で支持する意見を開陳するに至っては（いくつかのテレビ番組のコメンテーターの**山口真由**など、この元大蔵官僚は、権力への迎合という性質に骨がらみとなっているのだなと思わざるをえない）。

池上彰（ジャーナリスト）は、その新型コロナウイルス禍をテーマとしたテレビ番組の中で、米国のトランプ大統領が11月に行われる大統領選挙で自分が再選されることだけに躍起となることで、初動の対策を誤り、4万人もの死者を出し、その責任を中国やWHOへと押し付けていることを解説していた。中国も、この中国発祥のパンデミックを奇貨として、アジアからヨーロッパ、アフリカへと広がる〝世界制覇〟を目指し、その覇権国家としての野望をあからさまにしていることを指摘していた。ただ、池上彰が決して指摘しないのは、日本の現今のコロナウイルス禍が、安倍政権が東京五輪の決定した時期での開催にこだわり、コロナウイルスへの初動対策を遅らせ、3月20日〜23日の〝悪夢の三日間〟を漫然と過ごさせたことである。この意味では、**小池百合子**東京都知事も同罪だ。

アベノミクスの成果を台なしにしない（世論の政権支持率を落とさない）ために、官邸、厚労官僚、経産官僚、財務官僚がどんな無理をして、いうべきことも、やるべきことも、忖度のあまりネグレクトしているかということを、社会の木鐸《ぼくたく》であるべきジャーナリストであるならば、それを鳴らし続けるはずなのに、池上彰を筆頭とする、無責任な〝テレビ解説者〟（NHKの岩田明子なども）は、政府の言い分を得々としゃべり、解説してみせるばかりなのである。安倍政権の7年の執権の成果は、報道統制であり、マスコミの弱点を突いて、その管制（報道機関の自己検閲）を成功させたことである（そのアメとムチの報道機関に対する対策は、**今井尚哉**、**秋葉賢也**などの補佐官が担ったという）。しかし、今回の新型コロナウイルス禍でその管制も綻《ほころ》び始めている（安倍政権の命運は尽きかけているのだ）。

4.17 2020

2020年4月17日（金）

4月17日（金）

緊急事態宣言が、全国にまで拡大された。これまでの東京都、大阪府、千葉県、神奈川県、埼玉県、兵庫県、福岡県の7都府県に加えて北海道、茨城県、石川県、岐阜県、愛知県、京都府の13都道府県を「**特定警戒都道府県**」として〝警戒〟するとともに、他府県全域を緊急事態宣言の対象とすることにした。いわば日本全土に〝戒厳令〟が発動されたようなものだ。

これと同時に安倍首相は、国民一人あたり一律10万円の現金を給付することを決定した。所得制限など付けず、大人から乳幼児まで一人10万円也で、コロナウイルス禍による収入が半減して困った世帯に30万円を給付するという前案は撤回された。

安倍政権の朝令暮改には今更驚かぬが、森友・加計問題で財務省に借りがある安倍晋三が、国民に金をばら撒くことを、死ぬほど嫌がっていた（自分の金でもないのに）財務省と**麻生太郎**財務大臣の反対を押し切って、公明党の説得に屈したのだから、安倍政権の統治能力の欠如が論じられることは当然だ。猿芝居もここまで来たら断末魔である。

この給付金は、4月中旬に補正予算案を国会に提出し、補正予算が成立したあとに、市区町村で給付の対象者を確認し、対象者に通知を発送、それに基づいて給付希望者が振込先口座などを返送し、市区町村が本人確認した上で、振り込み開始という段取りになるようで、早くても6月末、7月までずれ込むことは確実である。その時期に生まれたり、死んだりした人はどうなるの、とか、住所のない人、刑務所に入っている人、海外在住者はどうなるのか、といった疑問は次から次へと湧いてくる。そもそもこれは新型コロナウイルスの感染症の拡散による困窮者の救済か、景気悪化に対する経済政策か、単なる不満や不安に対する慰労金なのか、その目的が明確でないことが問題だ（10万円で国民の目を眩ませようとしているのである）。

「アベノマスク」ほどの下策ではないにしても、国難危機の対策として決して上策とは思えない。医療崩壊に備えた医療体制の充実や、医療従事者に対する支援、自粛による休業を迫られた業者、業態に対する補償や義援に使われた方がよほど有効性のある使い方だ。金をばら撒けば、国民は黙るだろう、「アベノポリティクス」に「いいね（👍）」を押すだろうという浅はかな思いつきでしかない。安倍晋三の頭の悪さもここに極まったのである。

外出自粛（ステイホーム）の徒然《つれづれ》なるままに、故人の知恵を学ぼうと、『流行性感冒《はやりかぜ》予防《よぼう》心得《こころえ》』なる文書を見てみた。これは大正8年（1919年）2月1日に内務省御衛生局長の名前で発令されたものだ。いわゆる「スペイン風邪」の第1期の大流行のさなかのことで、これは患者2千万人、死者25万人にのぼったパンデミックである（3回の流行期で、感染者は計4千5百万人、死者75万人を数える。出典は、東洋文庫778『流行性感冒「スペイン風邪」大流行の記録』、原本は1922年（大正11年）内務省衛生局。2008年9月刊、平凡社）。

はやりかぜは主に人から人に伝染《うつる》する病気《やまひ》であるかぜ引いた人が咳《せき》や嚏《くしやみ》をすると眼にも見えない程《ほど》微細《こまか》な泡沫《とばしり》が三、四尺周囲《まわり》に吹き飛ばされ夫れを吸ひ込んだ者は此の病に罹る。かぜを引いて治つた人も当分の間は鼻の奥や咽喉に此病毒《どく》が残つて居り又健康《まめ》な人の中にも鼻や咽喉に病毒を持て居ることがある是等の人々の咳や嚏の泡沫も病人同様危険である。

罹《かゝ》らぬには

一、病人又は病人らしい者、咳する者には近寄つてはならぬ。
病中話などするのは病人の為めでもないから見舞に行つても可成《なるべく》玄関ですますがよい。
病家では御客様を絶対に病室には案内してはならぬ。

二、沢山人の集まつて居る所に立ち入るな。
時節柄芝居、寄席、活動写真などには行かぬがよい。

急用《いそぎ》ならざる限りは電車などに乗らずに歩く方が安全である。

かぜの流行する時節には人に近寄る時は用心して人の咳や嚔の泡沫を吸い込ひ込まぬ様注意なさい。

三、人の集つて居る場所、電車、汽車などの内では必ず呼吸保護器（「レスピレーター」、又は「ガーゼマスク」ともいふ）を掛け、それでなくば鼻、口、を「ハンケチ」手拭などで軽く被いなさい。

「ハンケチ」も手拭もあてずに無遠慮に咳する人嚔する人から遠《とほざ》かれ。

四、塩水か微温湯《ぬるまゆ》にて度々含嗽《うがい》せよ、含嗽薬なれば尚ほ良し。

食後、寝る前には必ず含嗽を忘れるな。

罹つたなら

一、かぜを引いたなと思つたなら直に寝床に潜り込み医師を呼べ。

普通《たゞ》のかぜと馬鹿にして売薬療治で安心するな、外出したり、無理をすると肺炎を起し取り返しの着《つ》かぬことになる。

二、病人の部屋は可成別にし看護人の外は其の部屋に入れてはならぬ。

看護人や家内のものでも病室に入るときは必ず呼吸保護器を掛けよ。

三、治つたと思つても医師の許しのある迄は外に出るな。

地震の震り返しよりも此病気の再発《ぶりかへし》は怖ろしい。

此外《このほか》気を付くべきことは

一、家の内外を清潔に掃除し天気のときは戸障子を開け放て。
室の掃除は可成塵埃《ちり》の立たざる様に雑巾掛けするのが一等。
家の周囲は塵埃の立たぬやうに先づ水を撒いて後掃け。
学校、幼稚園、寄宿舎、工場などでは殊に是等の事に気を付けよ。
旅人宿《やどや》、貸席などは客のない間は日中必ず部屋の障子を開けて置け。

二、寝具寝衣などは晴天の日には必ず日に曝せ。

三、用心に亡びなし、健康者《まめのもの》も用心が肝心。
幼弱《よわい》なる子供、老人《としより》、持病ある者は殊に用心せよ。

四、人前で咳や嚔をするときは公徳を重じ必ず「ハンケチ」か手拭などで鼻、口を被へ。

五、病人の喀痰、鼻汁などで汚れたものは焼くか煮るか薬で消毒せよ。
病室内の汚れたもの、始末は医師に相談して遺漏《ぬかり》ない様にせよ。

驚くべきことは、一世紀後（100年後）の現在、この衛生局長の通達がそのまま新型コロナウイルスのパンデミックに当てはまるということだ。ウイルスによる感染症に対する人類の抵抗方法がどれほども進歩しなかったことを意味しているのか、それともウイルスの側の、人類の英知に優る進化なのか。手を洗い、部屋の換気をよくして、飛沫の飛ぶ範囲で面談するなかれ。人の密集した所には行かず、濃厚接触せず、栄養を摂り、よく眠り、患者を隔離すること。しかし、これらのことを一生懸命守ったところで、感染しないという保証はない。我々にできることは、せめてこうした体験を、忘れぬために記録し、記憶し続けることだろう。地震や津波、水害や噴火、原発事故などの天災、人災とともに。

この大正8年（1919年）のいわゆる「スペイン風邪」以降も、1957年から58年にかけての「アジア風邪」、1968年から69年にかけての「香港風邪」、1977年から78年の「ロシア風邪」、2002年から03年にかけての「SARS　サーズ」、2009年から10年にかけての「新型インフルエンザ」、そして今回、2019年に中国武漢市から始まったのが「新型コロナウイルス　COVID-19」である。このうち、「スペイン風邪」というのは濡れ衣で、本当の発祥地は米国だといわれている。「アジア風邪」「香港風邪」「SARS」は、中国の南方地域が原産といわれ、豚などの家畜の媒介するウイルスが、ヒトからヒトに感染する突然変異を起こしたといわれる。「スペイン風邪」のインフルエンザウイルスは、呼吸器に感染する弱毒性のものだが、新型インフルエンザのウイルスは、それが全身感染の強毒性のものとなった。

エイズも、もともとはアフリカの猿が持っていたレトロウイルスが病原で、アフリカで猖獗をきわめ、欧米、アジア、日本にも広がった。感染経路が限定的といわれ、全人類的なパンデミックにならなかったようだ。

大正8年（1919年）の標語をもう一度！

流感《かぜ》予防《よぼう》

一　近寄るな――咳する人に

二　鼻口を覆へ――他の為にも／身の為にも

三　予防注射を――転ばぬ先に

四　含嗽《がんそう》せよ――朝な夕なに

4.18 2020

2020年4月18日（土）

4月18日（土）

コロナウイルス感染症の始まりは、中国の武漢市である。それをクロニクル風に摘記しよう。

2019年12月31日　武漢市当局が原因不明の肺炎患者が相ついで確認されたと発表した。海鮮市場の野生動物の食肉コーナーからの発生で、動物から人間への感染ということが可能性として指摘された。コウモリからセンザンコウ、タケネズミ、ジャコウネコといった媒介動物が推定されていた。ヒトからヒトへの感染は確認されず。

2020年1月1日　武漢市の海鮮市場閉鎖。

1月9日　肺炎患者から新型コロナウイルスが確認されたと中国国営中央テレビが報道。

1月11日　武漢市で最初の死者。

1月16日　日本で最初の感染者（神奈川県在住中国人男性）。

1月20日　中国、ヒトからヒトに感染発表。
1月23日　市内の空港、鉄道、高速道路が閉鎖され、事実上の「都市封鎖《ロックダウン》」状態に（だが、この禁止令の前にすでに500万人程度が武漢市を離れたという噂がある）。
1月24日　中国、国内団体旅行禁止。
1月25日　中国で春節がスタート。日本、中国からの旅行者の感染確認。
1月26日　武漢市長が「春節」や感染症の影響で約500万人が武漢を離れたと発言。
1月27日　中国、国外団体旅行禁止。
1月29日　武漢からのチャーター便で、日本人第一次帰国。
1月30日　WHO、緊急事態宣言。
2月1日　日本、武漢市・湖北省からの入国拒否。
2月2日　米国、中国全土から入国拒否。
2月7日　武漢で最初にウイルスに警鐘を鳴らした医師・**李文亮**が新型肺炎で死去。
2月13日　中国共産党が武漢市トップを更迭。後任は習近平国家主席に近い人物に。
3月5日　習近平主席の国賓来日の延期が決定。
安倍首相、中国、韓国からの入国制限強化運用を発表。
3月10日　習近平国家主席が武漢を視察し、「ウイルス拡散は基本的に抑え込んだ」と発言。
3月11日　WHO、パンデミック宣言。

3月18日　中国衛生局の集計で、武漢の1日あたりの新規感染確認数が初めてゼロに。
3月25日　市内バス路線の一部が再開。その後、公共交通機関が徐々に運行。
4月8日　午前0時に武漢市の封鎖を解除。
　　感染者数5万8人、死者2572人。
4月17日　武漢市衛生当局が集計漏れがあったとして、感染者5万333人と死者3869人に訂正。

日本では4月7日に「緊急経済対策」が、出された。その大綱は、こうである。その一項ずつを検討する。

○事業規模は過去最大の108兆2千億円。

安倍首相は〝過去最大の〟〝どこの国にもヒケの取らない〟大規模な予算と自画自賛的に主張するが、いわゆる、国民の手に届く〝真水〟の金額は、64兆円に過ぎないといわれる。見せかけだけで金額を多く見せている。安倍政府の猿芝居も大詰めである。

○財政支出は、財政投融資や地方支出分を合わせて39兆5千億円。

この39,500,000,000,000円は、政府系や民間の金融機関の無利子、無担保の貸付金の総額を含んだものだろう。国が、その利子分を負担しようというわけである。地方支出金とは、地方自治体などにも応分に金を出して貰おうということだろう。政府が直接、全額を出す金ではないのである。

○2020年度補正予算で16兆7058億円を手当て。赤字国債と建設国債の発行で賄う。

安倍政府として大盤振る舞いの予算だが、その財源としては、やっぱり赤字国債である。将来の国民への負担の先送りである。日銀の黒田総裁は、日銀による国債の買い入れを、これまでの80兆円という制限を撤廃するとした。安倍予算と平仄を合わせたのである。しかし、こんな莫大の借金をして、本当に先行きは大丈夫なのだろうか。ギリシアのような財政破綻とはならないのだろうか。なにしろ、166,705,800,000,000円という巨額である。

○全世帯に布マスクを2枚配布。新型インフルエンザ治療薬「アビガン」の備蓄確保。

いわゆる「アベノマスク」の配布という愚策。こうした発想そのものも愚劣だとしか思えないが、なぜこれが経済政策になるのか、疑問を持たざるをえない。1枚200円というから、2枚で400

円分、家計の助けになるということか。しかし、一国の長が大々的にワンコイン（５００円）にもならない節約を記者会見で発表するようなことか。

「アビガン」は感染初期に服用すれば、新型コロナウイルスの増殖を阻害する効能があるようだ。「備蓄確保」ってのは、使わないで備蓄だけするという意味か。「アビガン」を治療に実際に使って、消費した分を生産して備蓄するっていうのなら意味は分かるが。何か、ここいらには不透明なものがあって、腑に落ちないものがある。

それにしても、製造元は富士フィルムの子会社の製薬会社で、その儲けは半端でないだろう。富士フィルム株の株高を待っている輩がいるのかもしれない（それだけに、他の製薬会社の妬みや横槍は十分に予想される。それがアビガン承認の遅れの原因となっているのではないか）。

○減収となった世帯に30万円を給付。収入が半減し中小企業や個人事業主に給付金。

あまりの不評に、朝令暮改となった当初の〝目玉〟政策。国民一人あたり10万円給付という政策に変更になった。30万円を貰えると喜んだ家庭は、糠《ぬか》喜びとなった。また、給付金を貰うまでに、どれほどの申請書などのペーパーを費やさなければならないのか、考えるだけでも、うんざりさせられる。税金の徴収は阿漕《あこぎ》なほどなのに、還付金などはものすごく渋いのが、お役所というところなのだ――妻が亡くなって、税金の自己申告を自分でやらねばならなくなった私は、何日間も申告書と格闘している――妻の有難味が身に染みる瞬間だ。

○感染終息後に旅行、飲食、イベントで割引やポイント付与を実施。

「Go To キャンペーン」とされる。「Go To Travel」「Go To Eat」「Go To Event」「Go To 商店街」、一体的なキャンペーンの周知」の五つで、観光地へ行き、大いに遊び、食べ、買い物をせよというキャンペーンだ。ホテルや旅館、レストラン、外食施設、土産物などで使える割引クーポン券を国や地方自治体で発行したり、ポイント給付したりするというものらしい。

観光業や外食産業を振興、推進しようという政策だが、感染終息後の〝不要不急〟の話を、緊急経済対策として提示することに疑問を持つ向きは多い。未来に希望を持たせることも政府の役割とのたまうが、こんな政策に絶望を抱く国民は、どうやって救われるのだろう。

4.19 2020

2020年4月19日（日）

4月19日（日）

『文藝春秋』（2020年5月号）が総力特集として「コロナ」を編んでいる。「総力特集　コロナ戦争」というもので、**塩野七生**や**佐伯啓思**、**磯田道史**の論考などが並べられているが、読む価値があるのは、**舛添要一**（元厚労大臣、元東京都知事）の「**安倍官邸「無能な役人」の罪と罰**」だ。厚労大臣や東京都知事を経験したことのある舛添だからこそ、おざなりの文章でお茶を濁している他の執筆者と違って、体験的に厚生官僚による、日本の公衆衛生行政の欠陥を突いている。

舛添が厚労大臣を務めていた11年前の2009年、新型インフルエンザのパンデミックが発生した。2009年5月9日、成田空港に到着した高校生から国内最初の感染者が見つかり、1週間後に神戸市内で渡航歴もない感染者が確認された。政府は、日本人の感染者が確認される前の4月28日（WHOが「フェーズ4」に警戒基準を上げた）に対策本部を立ち上げ、5月1

日には専門家諮問委員会を置いた。

しかし、事態は悪化し、「大阪や神戸の医療現場は野戦病院のような状態に陥り、医師不足や施設不足が深刻化」した。しかし、「これに対し、官邸の対策本部の下で立ち上げた専門家諮問委員会は、刻々と変化する状況を前にしても、当初の案通り、空港での機内検疫や陽性者の入院措置の方針を変えません。メンバーは「教授」以上の肩書きに限定され、立派な経歴の人ばかりですが、状況の変化に即した判断をしているとは思えませんでした」と、舛添（元）厚労相は、書いている。

そこで彼は、学生時代から知っていた**上昌広**（現・特定非営利活動法人医療ガバナンス研究所理事長）など一線で活躍していた若手医師たちに電話やメールで意見を求め、そのネットワークで知った岩田健太郎神戸大大学院医学研究所教授たち４人を中心に厚労省にアドバイザリーボードを立ち上げ、現場の臨床医師の提言を対策に活かすようにしたというのだ。

「その結果、継承者に自宅待機を認める運用策やタミフル服用など、現実的な知見を即座に取り入れることで、医療崩壊を回避できたのです」と言い、さらに「一方、今回の専門家会議はどうか。確かにＷＨＯなどで感染症対策の経験を持つ錚々たる識者が並んでいますが、実際に現場で患者の脈を取り、肺のレントゲンを見ている臨床の専門化は選ばれていません」と批判している。

もちろん、これは舛添自身の手柄話だとバイアスを持って読むことも可能だが、新型インフルエンザ禍の時と、今回のコロナウイルス禍の場合とを比較すると、厚労省（相）の立ち位置の違いは大きいのである。

『日本医師会雑誌』（第139巻第7号、2010年10月1日発行、日本医師会）に、ちょうどこの舛添の論述を裏打ちするような論文がある。

「新型インフルエンザ（A／H1N1）対策——わが国における対応」の中で**正林督章**（元厚労省健康局結核感染症課新型インフルエンザ対策推進室長、現環境省国立水俣病総合研究センター所長）は、こう書いている。

厚生労働省内に新型インフルエンザ対策推進本部が設置され、平成21年4～5月にかけて徐々に人員も増え、多い時には140名体制を組むことができたが、さまざまな部署から急遽集められた職員であり、日ごろから感染症対策のトレーニングを積んでいるわけではなかった。また、国立感染症研究所、検疫所や地方自治体との役割分担は明確でない面があり、連携も十分ではなかった。

総括会議においても、厚生労働省のみならず、国立感染症研究所、検疫所、地方自治体の保健所や地方衛生研究所を含めた感染症対策にかかわる危機管理を専門に担う組織や人員体制の大幅な強化、人材の育成を進めるとともに、関係機関のあり方や相互の役割分担、関係の明確化等の必要性が提言されている。

2009年の新型インフルエンザは、偶然の幸運の要素もあって、それほど大きな犠牲者（それでも死者は2千人に上る）や社会的損害を出さずに終息した。

しかし、パンデミックに備える体制、システムの構築には成功しなかったようである。何よりも厚生行政（厚労省―検疫所―保健所・地方自治体の衛生研究所）と実際に患者を受け入れる病院、臨床医師の間に緊密な連携がなく、役割分担などの関係性がうまく作られてはいなかったのである。そうしたパンデミックに対する対策の不備や欠陥、弱点が、今回の新型コロナウイルス禍で、再び顕在化したのである。

『月刊Hanada』（飛鳥新社）も「武漢肺炎《コロナウイルス》　日本は負けない！」という題でも総力大特集をしている。いかにも『月刊Hanada』らしく、**小川榮太郎**の「安倍政権の決断が感染爆発を止めた」という、事実と全く真逆なことを主張している論文もあるが、「武漢肺炎」というネーミングからも分かる通り、反中国や嫌中国の言説が多い。

御用文化人（御用ジャーナリスト）というよりアベ専属ジャーナリストである**山口敬之**（アベの一声で逮捕を免れた経歴を持つ）は、「**安倍首相、大決断の舞台裏**」で、テレビ朝日の「羽鳥慎一モーニングショー」を目の敵にし、とりわけそこで官邸の対策本部や専門家会議の方針に批判的な言論を展開している玉川徹や岡田晴恵を攻撃している。もう一人、安倍政権のコロナ対策を批判している上昌広をも、批判の槍玉にあげており、安倍政権の施策に非を鳴らす者には我慢がならないようだ。彼は、玉川徹、岡田晴恵、上昌広の3人を名指しで、〝ＰＣＲ検査の拡大〟という誤った説をプロパガンダした〝三悪人〟だとして、**ビル・ゲイツ**や**孫正義**らの絡んだ「遠隔医療」という巨大プロジェクトにまつわる〝陰謀論〟を展開している。しかし、「PCR検査拡大」は、山口敬之や木村盛世の反論攻撃があっても、官邸の諮問委員会や専門家会議で、方針の変更として取り入れられた（変更の根拠やエビデンスは公表されなかったが）。山口によると、安倍首相は**「俺は政治的な判断を優先することは一切しないから」**と言ったという。確かに、「一斉休校（要請）」にも「アベノマスク」にも、「10万円給付」にも、〝政治的判断〟といえるほどの高級な識見など、どこにも全くない。あるのは、自分とお仲間たちとの利益と保身とを最優先する利己主義とエゴイズムだけである。やれやれ！

4.20 2020

2020年4月20日（月）

4月20日（月）

今更ながら泥縄式にウイルスのことや、感染症のことを勉強してみた。感染症と伝染病はどう違うか。ビールスといっていたものと、ウイルスとは同じもの？——Virusのドイツ語読みがビールス、学界ではウイルスで、コンピュータウイルスなどで、ウイルスが定着した——こんな基本的なことも今までよく分からなかった。それで、読んでみたのは、入門書として、**畑中正一**『現代ウイルス事情　インフルエンザからエイズまで』（1992年4月、岩波新書）、**川喜田愛郎**『ウイルスの世界』（1965年1月、岩波新書）、井上栄『感染症の時代　エイズ、O157、結核から麻薬まで』（2000年10月、講談社現代新書）**藤田紘一郎**『謎の感染症が人類を襲う』（2001年8月、PHP新書）などだ。

パンデミックについては古典的なものとして、**ダニエル・デフォー**著『ペスト』（注1）（1973年12月、中央公論新社）と、**アルベ**

ール・カミュの『ペスト』（注2）（1976年6月、新潮文庫）、村上陽一郎『ペスト大流行　ヨーロッパ中世の崩壊』（注3）（1983年3月、岩波書店）がある。

そして、これらの本から教わったことは、ウイルスというものが、生物と無生物の境界にあるような存在で、細菌のように細胞（単細胞）としてあるのではなく、DNA、RNAという遺伝子そのもの（タンパク質のサヤのようなものに入っている）が、他の生物の細胞の中に潜り込んで増殖するものだという基礎知識だ。ウイルスは死なない、消えてしまうだけだ、と誰かが言っていたが、生き物でない以上、それを死滅、絶滅させるということは困難（不可能）なはずだ。

ウイルスの種類は多い。インフルエンザウイルスや天然痘ウイルス、エイズウイルスなど、人類を悩ませてきたウイルスも多種多様だ。また、剝き出しの遺伝子のようなものだから、その生存環境において、突然変異も頻繁であり、また素早い。細胞に入ると110万回ほど自分の遺伝子をコピーし、その中で数パーセントが変異しただけで、別種のウイルスとなる。

毎年毎年、同じ人がインフルエンザに罹るのも、そのインフルエンザウイルスが、A型だのB型なのも毎年少しずつ、いつも姿（遺伝子の形）を変えてやってくるからだ。その変化に、人間の体は対応ができなく、抗体も抗し切れないのだ。新型インエルエンザもそうだが、新型コロナウイルスも、昔から知られていたコロナウイルスが突然変異したからこそ、新型なのである。

今回の新型コロナウイルス感染症の略称は、COVID-19（コビット19　CoronaVirus Disease, 2019）だ。2019年にパンデミックとして拡大したから、コロナウイルスディゼズ19なのである。ちなみに、ＳＡＲＳはsevere acute respiratory syndromeであり、ＭＥＲＳは、Middle East respiratory syndrome である。いずれもコロナウイルスの仲間である。

ウイルスは、単独では生存（存在）できない。必ず何かの生物にパラサイト（寄生）している。寄生主を殺してしまうことは、自分も生存できないことだから、普通は寄生主と共生している（蛔虫やサナダ虫などの寄生虫も、宿主の人間を死ぬほどまで被害をもたらすことはない――症状はあるが）。しかし、変異して他の寄生主にパラサイトした場合、その主を死に至らしめることがある。

新型コロナウイルスは、もともとコウモリを寄生主として共生していたようだが、それがセンザンコウだのハクビシンだの、ネズミ、ヘビなど、ヒトがこれらの野生動物を食べることによって感染《うつ》るようになる。ヒトからヒトへの感染は、その次の段階となる。

今、世界中で恐れられているのは、養鶏場の鶏がバタバタと死んでゆく、鳥インフルエンザ（ＮＳＮ１型インフルエンザウイルス）だ。野生の渡り鳥から、鶏や家鴨などの家禽に感染し、その病鳥に接触したり、ヒトが食べたりすることでヒトにも感染する。まだ、ヒトからヒトへと感染する例は見出されていないが、ウイルスの遺伝子の変容で、今後そうなる可能性も大きい。養鶏場で何千羽、何万羽の鶏が処分され、地中に埋められるといった映像をテレビで見かけることがあるが、鳥からヒトへ、ヒトからヒトへという感染を何としてでも防がなければならない。各国が鳥インフルエンザの発生に神経を尖らす所以である。

動物由来の感染症には、牛からの天然痘や結核、豚やアヒルからはインフルエンザ、羊やヤギからは炭疽症、ネズミからはペスト、犬、猫、コウモリからは狂犬病などの人獣共通感染症がある。細菌、ウイルス、原虫、寄生虫によるものなど、その病因は異なっていても、他の生物を寄生主としていることには変わらない。中には、脊椎動物から蚊へ、蚊からヒトへ感染《うつ》るマラリア原虫によるマラリアやデング熱やジカ熱のようなものもある。

日本脳炎は、豚の血液中にある日本脳炎ウイルスを、その豚の血を吸った蚊がその体で増殖し、それをヒトに感染《うつ》す。それによって、ヒトは日本脳炎に感染するのである。

エイズウイルスは、アフリカ原住のジャングルの中の猿から感染ったそうだし、狂牛病のような、牛や羊の脳内にできるプリオンというタンパク質の一種による感染症もある。感染症は、さまざまな過程を経て、人類の天敵となるのである。

コロナウイルスという名前は、電子顕微鏡で見たら、ウイルスの中心のタンパク質の周囲に、太陽の外輪の火炎（コロナ）のような突起のようなものがあるからだろう。

コロナウイルス自体は、呼吸器疾患をもたらす病原ウイルスとして知られていた。**螺良英郎**監修『ウイルス感染症』（1986年8月、医薬ジャーナル社）という入門書の収録論文「呼吸器ウイルス感染症」（泉孝英・松井祐佐公）を見ると、上気道感染症（鼻炎、咽頭炎）を引き起こすウイルスとして、ライノウイルスとかパラインフルエンザ1・3型、RSウイルス、アデノウイルス1・2・3・5・14・21型とともに、コロナウイルスが表のなかに書かれている。本文には「（成人にみられるウイルス性肺炎で多いのは）そのほか、リノウイルス、コロナウイルス、RSウイルス、パラインフルエンザも、時には成人に肺炎を起こすことが知られている」と書かれているだけだ。

「そのほか」の中に入れられているのだから、さほど重要視されていないコロナウイルスだったのだろう（SARS、MARSは、この本の発行された時点では、まだ知られていない）。しかし、それが新型ということになると、俄然増悪性が増してくる。そのタチの悪さは、これまでのコロナウイルスとは全く別物のもののようだ。突然変異によるほんの少しの遺伝子の変化が、劇的な症状の変化につながる。ウイルス感染症のもっとも怖いところなのだ。SARS（豚を媒介とする）、MARS（ラクダを媒介とする）と新型のコロナウイルスは、近年はさほどの時間を置かずに襲来してくる。今回の新型コロナウイルス禍の次には、新々型コロナウイルスが出てくることは必定だろう。この人獣共通感染症のウイルスは、人間があまりにも野生の動物たちと身近に接するようになった環境の激変、生態系の変革に起因している。鳥から哺乳類へ、野生動物から家禽・家畜へ。そしてヒトからヒトへと感染の連鎖となる。

人間の過剰な環境破壊、大自然の闇雲な侵入、野生動物（野獣、野鳥、昆虫も）などへの過度な接近、飽きることを知らない欲望のままに、大森林を、大氷河を、大河川を、大砂漠を、開発と称して踏み込んで行くも無謀で不遜な〝地球〟への挑戦……。

しかし、今の切迫した状況において、文明論的な議論をしていても始まらない。原発事故の時もそうだったが、文明史論的転換などを言い出すことは、単純に工学的なテクノロジーの未発達やミスを見逃すこととなり、政治的な誤りや不作為を免責してしまうことにつながる。地球温暖化問題や、二酸化炭素の減少化の問題が、原発推進側のプロパガンダに使われているように（それは本当は論理的ではない）。今は、この新型コロナウイルス禍を、人災としてとらえ、その責任者たちを追及し、究明することが必要なのだ。

（注1）**デフォー『ペスト』**（平井正穂訳、原題は『ペストの記憶』。『ペスト流行記』と訳された時もある）中央公論新社。
黒死病といわれたペストは、人類史に何ページにもわたって記憶されるべき重大な事件である。『ロビンソン・クルーソー』の作者のデフォーが、自分がペスト猖獗の町に留まっていた日々を書いている。

（注2）**カミュ『ペスト』**（宮崎嶺雄訳）新潮文庫。
ノーベル文学賞を歴代2番目の若さで受賞したカミュの代表作。フランスの植民地であったアルジェリアの一都市をペスト禍が襲った。医者のリウーは、ある朝、ネズミの死骸を見る。それがペスト禍の予兆だった。交通を遮断された閉じられた町で、市民とペストとの必死の戦いが始まる。不条理の文学の傑作。

（注3）**村上陽一郎『ペスト大流行　ヨーロッパ中世の崩壊』**（1983年3月）岩波新書。
科学史家が書いた中世ヨーロッパのペスト禍。パンデミックが時代の転換の引き金となり、ルネサンスという文明の転換期となった。一疫病が、世界の歴史を書き換えるのである。

4.21 2020

2020年4月21日(火)

4月21日(火)

感染症関連の本、ＤＶＤをかき集め、ウイルス感染症についての基礎知識や、パンデミックについての知識を高めようとしている。本は、アマゾンで安く手に入るものばかり。ＤＶＤは、『感染列島』(注1)（**瀬々敬久**監督、２００９年）と『コンテイジョン』(注2)（**スティーブン・ソダーバーグ**監督、２０１１年、Contagionは、「伝染、感染」の意味）の二本だ。両方とも10年近く前のものだが、今観てもそのリアリティーは、抜群のものがある。

未知のウイルスによる感染症が発見される。当初は感染症の蔓延を隠蔽しようとした当局だが、隠しきれずに、社会は恐怖のどん底に落とされ、買い占めや、商店への襲撃など、病院はパニックになる。感染者、重症者、死者の数はウナギ上りとなり、医者、研究者は必死になって、感染源やウイルスの発見、治療法、ワクチンの開発に邁進するのだが、なかなか成果は現れない。時間との戦いが、続けられるのである。

ステーブン・ソダーバーグ監督の『コンテイジョン』の感染源は、香港であり、『感染列島』ではフィリピンである（らしい）。いずれもアジアであるということが、これらのパンディミック映画の製作者のイデオロギーだろう。

二つの映画は、やがて現今の新型コロナウイルス禍を予見した作品として記憶されることだろう。ただし、もちろん現実のパンデミックとは、違った点もある。一つは、ウイルスの病毒性の度合いである。いずれの未知のウイルスも感染力が非常に高く、その致死率もきわめて高い。飛沫感染にしろ接触感染にしろ、空気感染にしろ、感染した人と関わった者は即座に感染して、急激な病変を示して死に至る。エボラ出血熱とかラサ熱のイメージがあるようだが、実際のパンデミックの様相は違っていた。新型インフルエンザにしろ、今回の新型コロナウイルスにしろ、ヒトからヒトへの感染力は強いものの致死率はそれほど高くはなく、中世のヨーロッパを襲った「黒死病（ペスト）」のようにあっという間にバタバタと人が倒れ、街角に病死者の遺体が積み重ねられてゆくというものではないのだ（ただ、死者数の多いアメリカのニューヨーク州では、病死者のきちんとした葬儀が間に合わなく、墓地の土地を掘って、棺を並べて埋葬するシーンがテレビ画面で流れた）。

新型コロナウイルスの致死率は、場所や時期によって変動しているが多くて5パーセントから1パーセントである。感染者がみな次々と死んでゆくというイメージではない。普通の季節性インフルエンザと、怖さにおいては、あまり変わらないという。感染拡大の初期に、専門家から繰り返しプロパガンダされた「正しく怖がる」ことの内容である。子供はかからない、若い人はかかっても重症化しない、かかっても症状が出ずに、そのまま治る人も多い。パンデミック映画とは、かなりの差異がそこにはあったのである。

二つ目は、実際の社会パニックにおいて、マスク不足とか、流言によるトイレットペーパー不足といった、卑近なところから社会不安は始まったのである。そんなことはすぐに解決され、問題ならないと思われていた事柄が、現実の生活場面で引き起こされていたのである。

三つ目は、映画よりももっとサスペンスやスリルのある展開もあるということだ。今回の新型コロナウイルスのパンデミックが、中国の武漢市が感染源となったのは疑う余地がない。最初は武漢の華南海鮮市場で売られていた野生動物（センザンコウやタケネズミなどがあがっている）を宿主としたウイルスがヒトに感染り、ヒトからヒトへと感染していったといわれていた。しかし、これに疑問が呈された。武漢で最初に見つかった感染者は、市場に立ち寄っていなかったということ、この最初と思われていた感染者より先にコロナウイルス患者はいたという説が、かなりの信憑性を持って語られるようになったのだ。

米国と中国で批判の応酬がなされているのは、米国側は、中国での生物兵器としてのコロナウイルスが何らかの事情で拡散されたという言説と、中国側は、それはもともと米国軍が実験として武漢に持ち込んだものだというやりとりだ。パンデミック映画も、スパイ映画も真っ青となるような、国際的陰謀だというのである。

武漢にウイルス研究所があり、そこに元来、コロナウイルスを持っていたコウモリが、多数飼われていたという証言もある。人為的か、偶然か、それらのコウモリが外界に出て、ウイルスを撒き散らしたのではないか（研究所と華南海鮮市場は近接している）。これに関して、武漢ウイルス研究所の石正麗という研究員がフランスに亡命したという情報がある。彼女はバット・ウーマンのあだ名で、コウモリの研究を担当していたという。いや、王延軼という武漢ウイルス研究所長があやしい。彼女は実験動物を市場に売り払っていたというのだ（もちろんこうした流言の真偽は分からない）。

また、さらにこのことと関連して、二本の映画ともに、未知の感染源を突き止めることが、ミステリー仕立ての映画のあらすじとなっている。ある意味では感染源のもともとを究明することが、このパンデミックの解決法となっているのだ。もちろん、その疫災の原因となったウイルスや媒介動物を解明することは、その感染症を研究し、治療法を見出すのに非常に有力な情報となるだろうが、それが直接にワクチンの開発や治療薬の発明、治療法の確立を直ちに意味するものではない。そこのところが、パンデミック映画では、誤解もしくは曲解して理解される恐れがあるといえるのである。

アメリカ映画『アウトブレイク』(注3)（ウォルフガング・ペーターゼン監督、1995年）も顔負けの生物兵器と国家（米軍）の陰謀によるパンデミックが、ひき起こされていた（かもしれない）というのである。映画では実は、治療法を探そうと、主人公の米軍の医療関係者の主人公は、感染源となったアフリカ産の一匹の白い猿を見つけ出す。その猿の血液から抗体を取り出し血清として、瀕死の患者に注射しようとするのである（そんなに簡単にワクチンが数千人分も製造できるのか、という疑問は最後まで消えない）。

その未知のウイルスは、米軍が生物兵器として研究していた既知のウイルスだった。米軍（一指揮官）はその秘密を隠蔽するために、ザイールの一村落を炎上させ、米国の一地方都市の全市民を一瞬のうちに消滅させようとしていたのである。

事実はフィクション（劇映画）より奇なり、ということだが、細菌やウイルスの保存や研究が、細菌兵器や生物兵器の開発に使われてはたまらない。兵器として、実践に、あるいは実験に使われてはならないし、もちろん漏出事故などあってはならない。だが、実際はＷＨＯの承知の下、天然痘のウイルス株が、アメリカとロシアの研究所に保存されているという。中国も、黙っているわけはない。日本陸軍の七三一部隊の人体実験や生物・化学兵器の開発という戦争犯罪が、密かに世界中に広がっている。毒か薬かが紙一重であるように、細菌・ウイルスを撲滅の対象とするか、兵器としての活用するかは、コインの裏表である。

（注1）『感染列島』（2009年）日本のパンデミック映画。東南アジアの島から、鶏を宿主によるウイルスが持ち込まれたらしい。鶏インフルエンザのような新感染症を最初に発生させた養鶏場の経営者は周囲の批判的な目に耐え切れず自殺した。緊急救急医の松岡（妻夫木聡）は、その発生源を特定するために、東南アジアの一孤島に飛ぶ。そこで地獄図のような光景と、日本人医師の死を賭けたウイルスとの戦いの記録を見つける。本来の感染源をコウモリであると突き止め、別れた妻である女医（檀れい）で、血清の人体実験を行うことを決意する。

（注2）『コンテイジョン』（2011年）ウイルス学の研究者である妻が不倫して、香港から新興感染症を持ち込んだ。米国疾病予防管理センター（ＣＤＣ）の職員ミッチは、ワクチンを開発し、このパニックから米国

を救出しようと活躍する。

（注3）『アウトブレイク』（1995年）アフリカのザイールで、未知の殺人ウイルス（エボラ出血熱がモデル）による感染症が発生した。それを封じ込めるため、一村落が米軍の爆撃によって焼尽した。密輸された猿によってその感染症が米国の一都市に持ち込まれた。ダスティン・ホフマン演じる軍医学研究所員のサムは、ウイルスの正体を突き止め、封鎖された都市を救うために、ヘリコプターによる空中戦を開始する。

4.22 2020

2020年4月22日（水）

4月22日（水）

ＷＨＯ（世界保健機関）に対する批判、とりわけ**テドロス・アダノム**事務局長への風当たりが強くなっている。初動対応の遅れという自分の責任逃れのために、ＷＨＯへの資金供出を停止するという米国トランプ大統領の無茶苦茶な言いがかりは論外だが、中国寄りの姿勢で、パンデミックの宣言を遅らせ、海外渡航の抑制という要請をためらっていたテドロス事務局長の政治的思惑による態度は、批判するに価するだろう（もし本当にそうだとしたら）。国際連合の事務総長の職のように、大国の意向に左右されないように、小・中国の出身者を選ぶという慣習は、また別な意味での懸念をもたらす。中国からの大幅の資金援助がなされているエチオピア国の出身の事務局長としては、自分の将来のことを考えても、中国の意向や意志を無視することはできないだろう。

これですっかりＷＨＯの発表の権威が失われ、「布マスクは推奨しない」とか、（コロナウイルス対策には）「検査、検査！」とPCR検査の拡充が最重要だという見解も、日本政府とそれに連動するマスメディアには、無視される始末だ。だが、こうした時にはWHO決定の権威を振りかざすのに、都合の悪い時はそれを無視するというこのダブルスタンダードは、今回も目に余る。

だが、そうしたことだけではなく、私はWHOに不信感を持っている。それは、**『チェルノブイリの犯罪　核の収容所　上・下巻』**（**ヴラディーミル・チェルトコフ著、中尾和美・新居朋子・髭郁彦訳**、2015年4・9月、緑風出版）という本を読んだからだ。そこには、国際的な原子力ロビーが、原子力発電所の事故の被害などを過小評価したり、報道に圧力をかけている事実や、IAEA（International Atomic Energy Agency 国際原子力機関）を通じて、反原発派どころか、良心的な科学者による原子力の危険性や恐ろしさの事実、放射能被害の実情を発表するのを阻止し、事故や被害の事実を隠蔽しようという働きがあり、世界の人々の健康を守るべきはずのWHOが、IAEAとの（密約的な）協定で、原子力関連の、放射能の健康被害に関しては、それを扱わないと約束を結んでいるということだ。

WHOの天然痘の撲滅運動の成果や、結核・マラリアなどの感染症のワクチンと治療法の開発、低栄養状態の後進国の国民への医療援護、衛生状態の改善などの地道な活動に対して、賞賛する気持ちはあっても非難するいわれは全くない。

しかし、人体に甚大な生命の危険や、多大な健康被害を与える放射能（原爆、原発）について、人類の保健・衛生、健康に責任を持つはずのWHOが知らぬ顔をして平気でいるということは、あまりにも露骨な政治優先であり、核兵器大国（原発大国である米露・英仏・中国、これに原発大国である日本やカナダなども含まれよう）に対する忖度の度合いが強すぎると思われる。これは、WHOに期待する人々への裏切りであり、WHO（を牛耳るトップ・リーダーたち）の責任逃れにほかならない。

ここで世界各国のCOVID-19（新型コロナウイルス感染症）に対する対策を見ておこう。いろいろな数字を拾うことができるが、ここではまず、現在までの各国の人口100万人あたりの死者の数を見てみよう。

スペイン	416人
イタリア	441人
フランス	350人
ドイツ	71人
イギリス	305人
ロシア	5人
ベルギー	612人
オランダ	261人
スイス	186人
ポルトガル	89人
アイルランド	220人

スウェーデン　２１７人
オーストリア　６１人
アメリカ　１６７人
日本　２人

これはWHOの発表した4月上旬頃の、主にヨーロッパ諸国の統計の数字で（ジョンホプキンス大学の統計の途中経過の暫定値らしい）、国によって感染流行の時間差もあり、必ずしも同列に比較して意味のある数字とは思われないが（ロシアの数字はまだ流行期に入っていない時期のものだろう）、大体の傾向性をここからうかがうことは可能である。イタリアは、ＥＣ諸国の中ではもっとも早く感染者が出て、死者も相当な数に上ったのだが、これは急激な感染者の増加に治療体制の準備が整わず、医療崩壊を起こしたためといわれている。イタリア北部の工業地帯や観光地には中国人の往来が多く、そこから感染が広がっていったといわれる。政治体制も、小党乱立で安定性を欠き、行政的対策が遅れたという要因もあった。

スペインもイタリアと同じような要因があり、人々の間でハグやキスなどの濃厚な人間接触の習慣があることも、感染を蔓延させた一因とされている。

フランス、ドイツは、イタリアやスペインにやや遅れて感染が広がっていったが、都市封鎖や国境の閉鎖などの方策が効果を出しつつある。ドイツは、医療体制が万全であり、それが他国に比べて著しく死亡者が少ないことに貢献していると思われる。

ベルギーは、他の国と死亡者の集計の仕方が違っていて、数字そのものの多少を他の国のものと単純に比較することはあまり意味がないといわれる。スウェーデンは、もともと個人の自由を尊重する国で、都市封鎖などの強硬な手段を取らず、集団免疫の獲得の方向へと進もうとしているように思われる。

アメリカはまだまだ過程の数であり、これからかなり変動する数字であると考えられる（後に感染者数、死亡者数の世界一となる）。

こうしたヨーロッパの国々の数字と比較すると、日本の死亡者の数の小ささに驚かされる。

これはＰＣＲ検査が桁違いに少なく、絶対的な数字を出せないという事情もあるだろうが、傾向性だけからでも、日本における死者の割合が極端に少ないということが分かる。これは、日本人が世界でも有数な清潔志向の人々が多く、一般的な基準で医療制度が完備していることがあげられる。アメリカなど、健康保険制度の未発達な国も多い中で、日本では国民皆保険が達成されている（スウェーデン、イギリスなどの先進国よりは遅れているところもあるが）。

新型コロナウイルスの感染が流行して以来、マスクを着用する人が全世界的に増加したが、それまでは日本人が平常時から、よくマスクをしていることが、むしろ奇妙な眼で見られていたほどである。手洗い、うがい、歯磨き、消毒なども以前から子供の時期から励行され、栄養状態が良好で、上下水道の発達など、衛生環境の良さ、入浴習慣、シャワー、トイレ、ウェットティッシュ、抗菌グッズの普及、保健薬や健康飲料などの発達も、死亡者の少なさと必ずしも無縁ではないだろう。屋内で靴を脱ぐ習慣や、食べ物を箸で口に運ぶというような伝統的な生活習慣も、パンを手を使って口に入れるというパン食民族とは、ウイルスの接触感染を防止するという意味において若干の違いをもたらすものとなっているはずだ（ただし、日本人のこうした清潔志向も近代化、経済大国化に伴って発展してきたもので、**イザベラ・バード**の『日本奥地紀行』（東洋文庫・平凡社）などを読むと、文明開化の明治日本が西欧的な眼から見たら、いかに不潔な後進国であったかということが分かる）。

イスラム教国のイランのように、密集した空間で集団で礼拝するような宗教的習慣もなく、韓国の新興キリスト教教団のように〝通声祈禱《トンソンキド》（大きな声を出してお祈りする）〟する儀礼を行うこともほとんどない。

ブラジルのファヴーラのような貧民街・スラム街がコロナウイルスの温床地帯になるということもなく、これらの文化的、社会的な差異が、他の国との違いを際立たせている原因となっていると思われるのだ。

ただ、勘違いしてはならないのは、これは日本民族の優秀性とか、日本文化の卓越性といったものでは全くない。たまたまこうした風習が、今回のコロナウイルス感染症に対して有益に働いただけで、マイナスに働いたこともたくさんあったはずだ。日本のもはや名物ともいえるラッシュアワーの満員電車や、人口密度の高さ、狭小な生活空間（兎小屋の家）、カラオケ・パチンコ・ゲームセンターなどの密集・密閉された遊興施設、公園・遊園地・海水浴場・プールやスポーツ競技場の混雑、小中高から大学までの多人数教育など、まさに避けるべき〝3密〟空間こそ、私たちの生活空間そのものにほかならないのである。COVID-19の拡大を阻止するためには、そうした「生活」のあり方そのものが、きわめて不利に働いたことは明らかだろう。文化や伝統や習慣は、プラスにもマイナスにも働きうるものだと知らなければならないのである。

それにしても、ヨーロッパの国々の指導者たちのリーダーシップのあり方の違いを感じずにはいられない。ドイツの**アンゲラ・メルケル**首相は、人権が抑圧され、自由が奪われていた東ドイツの出身だけに、一時的に行動や交通や移動を禁止する人権の抑圧的な政策にはっきりと自覚的であり、やむなく都市を封鎖する苦悩の選択をしなければならないことを、痛切に国民に訴えた。EC連合の中で、外国人移民の受け入れに最後まで寛容でなければならないという理念を表明していたメルケル首相だけに、その苦渋の決断は、ドイツ国民に支持されたのである。

フランスは、パリのシャンゼリゼの灯を消すという、歴史上かつてない決断をして、パリを封鎖した**エマニュエル・マクロン**大統領を受け入れた。自由・平等・博愛の国是を守るために、逆にそれを一時的に放棄してまでも、フランスという国を、ヨーロッパを守ることになるという意見に賛同したのである。それは、ナチスドイツにパリを占領され、政府を移さなければならなかった「戦時」を思い起こさせたからかもしれない。

イタリアは、初動の動きは遅く、一致団結とは到底いえない政治状況の中、「私がすべての責任を取る」と言い切った**ジュゼッペ・コンテ**首相の言葉が国民の耳に届いた。英国では、**ボリス・ジョン**

ソン首相自らがコロナウイルスに感染し、生死の境をさまよいながら、回復したことが、国民の回復への希望を灯すことになった（それはジョンソン首相の功績ではない。彼の初動の対策の遅れへの責任は免れ難いものだ）。

これに対して、最初は楽観論を振り撒き、自分の尻に火がついた時には、八つ当たり的に中国やWHOを攻撃し、責任転嫁を図った米国のドナルド・トランプ大統領の自己中心主義的な卑劣さが眼に余る。己れの大統領選挙の勝利のために、エゴイズム剝き出しの、歴史上最低の米国大統領といわれるトランプは、こうした危機のさなかでも、自分の知性のなさと、人格の低劣さを隠そうともしなかった。消毒薬を注射しろ、とか、中国の生物兵器による攻撃だ、とヒステリックに言い放つ大統領の乱心としか見えない言動に、超大国としての米国の威信とリーダーシップの凋落（米帝国の没落）を見るのは、私だけではないはずだ。

台湾の**蔡英文**《ツァイインウェン》総統や、ニュージーランドの**ジャシンダ・アーダーン**首相などの女性首長の評価が上がっているが、比較的小規模の国で、統制や管制がしやすいという条件が、コロナウイルス禍拡大の抑制に役立ったのかもしれない。

4.23 2020

2020年4月23日（木）

4月23日（木）

政府の補正予算の内容が固まった。歳出総額は、25兆６９１４億円。このうち「感染拡大防止や医療提供体制の整備及び治療薬の開発」の予算は1兆８０９７億円、地方への臨時交付金1兆円（これは各地方自治体によって「休業事業者への協力金に転用可能」としている）、医療機関にマスクなど優先配布に９５３億円、全世帯への布マスク配布（いわゆる「アベノマスク」）に２３３億円だ。

さらに細かく見ると、「マスクなど医療物資の確保」に１８３８億円、「治療薬・ワクチン開発」に２７５億円、「人工呼吸器の開発」に２６５億円、「ＰＣＲ検査の体制確保」に49億円。

ん？「アベノマスク」に２３３億円で（当初よりは若干安くなったが）、1日2万件まで拡大するというＰＣＲ検査にたった49億円？ 計算すると、1日あたり１５００件ということになるようで（何日分の計算かはよく分からないが）、1日2万件という検査実施が可能という安倍首相の言葉は食言か？

次に「雇用の維持と事業の継続」として、「全国民への現金10万円給付」に総額12兆8803億円。「中小企業・個人事業主への給付金」2兆3176億円。さらに「次の段階としての官民を挙げた経済活動の回復」のために、コロナウイルス禍が終息してからの経済のV字回復に向けて「Go To キャンペーン」（コロナ終息後に、ホテルやレストランに行き、遊び、泊まり、食べましょうというキャンペーンのための半額クーポン券に当てるらしい）に1兆6794億円を計上しているという。こんなもん、今の緊急事態に必要か、というツッコミが、すでに出ている。その他「強靱な経済構造の構築」に9172億円、「今後の備え（新型コロナウイルス感染症対策予備費）」として1兆5000億円ということだ。これはいったい何だ？

億・兆・京（兆の上の単位。まだ使われてはいないが、いずれ使われることになるだろう）といった天文学的数字には、全く弱く、とんと実感が湧かないが、このうち唯一自分に関係のあるらしい「10万円」が、いかにも貧相に見えてくる。1枚200円の「アベノマスク」を貰ったとしても、同居の妹と1枚ずつ分けると、直接国から私が貰えるのは、「金10万200円也」だ（有り難いことだ。だが、よく考えてみたら、これは私たちが支払った税金を原資としたもので、回り回って返ってきたものだ）。

基本的には、与野党とも、スピーディーな国会通過が求められているから、野党が改正を要求しても、そのまま国会で承認されることは間違いないだろう（追記・衆参両院で「満場一致」で成立した――4月30日）。

日本の政治家たちが、このコロナウイルス禍の〝国難〟に際し、いったいどこを向いて、何をしようとしているかが、よく見える予算だろう。みんな早く経済を立て直し、元のような浮ついた景気（本当は〝外華内貧〟）の状態に戻ろうというのだ。貧乏や困窮は、自己責任であり、ごく一部の富裕層はますます富裕になり、そのおこぼれに与《あずか》る〝上級国民〟や〝上級の中間層〟は、現状の体制を崩されることを嫌悪している。社会の下層や最下層では、きわめて悲惨な状況が到来しているのに、それに対応しようとしているのは、ごくわずかな人たちだけだ。こんな時期にもっとも愚劣で、幼稚な政権を戴いている我々日本国民は不幸だ。その不幸にも気が付かず（気が付かせないようにして）、変革や改善の意志さえ持てない国民は全く悲惨である。慰めにもならない慰めは、隣国アメリカが、さらに輪をかけた愚劣な指導者が、悲惨な地獄へと世界を道連れに進もうとしていることだ。「あれよりはマシだった」という呟きは、近い未来に聞くことができるかどうか。

4.24 2020

2020年4月24日（金）

4月24日（金）

「アベノマスク」騒動が、また再燃している。国民の一世帯に2枚の布マスクの配布ということだが、国民一般より先に配布された妊婦や子供たちの受け取ったものが、髪の毛や虫などの異物が混じった不良品だったということだ。それも半端な数字ではない。これまでにいったい何件配られたか分からないが、7千件ほど返品されたというのである。そのため、すでに配布したものを回収し、配り直すということになったようだが、愚策の上に失策を上塗りするという悲惨な状態となっている。

「アベノマスク」の失敗は、単に、笑うべき下策だったからということではない。政府がやるべきことと、やらなくてもいいこととの、政策的バランスを失していたということだ。街角を見ても分かるように、道行く人は、みんな何とか調達してマスクで顔を覆っている。テレビでインタビューを受けた人が言うには、消毒や洗って何回も使い回したり、親族や親戚から送ってもらったり融通し合ったり、会社や馴染みの商店や自治体から配られたり、あるいは自分でガーゼや端切れ、余った布切れなどで自作していた（あるいはそれを貰った）りしている。マスクごとき、国の配給がなくても庶民は何とかしているのだ。〝マスク〟の闇市が存在していて、バカ高い値段でも、どうしても手に入れたい人は、通販でも〝ヤミ値段〟で買っている。戦争直後に配給食だけでは餓死するといわれた頃に、本当に餓死したのは〝闇米〟に決して手を出さなかった裁判官の家族で、一般庶民は何とか食べものをやりくりしていたのと同じだ。餓死した判事は、可哀想にと同情されながらも、その融通の効かなさに呆れられたのだ。家族の命を守るために、自分の小さな正義感など投げ捨てるのが、庶民の持つ合理性なのである。

国が、国民の一つの口のためのマスクを配ることはない。もっと他に、国が手当てをし、配らなければならないものがある。医療機関への医療用マスクや、防護具や消毒薬だ。一般家庭では、アルコール消毒薬が切れれば、普通の石鹸で、水道水でよく手洗いすればいい。トイレットペーパーがなければ、昔のように新聞紙を揉んで使えばいいのだ（トイレに流してはいけないが）。つまり、要は、政府がしてくれなければ、どうしようもないことと、国民が何とかできるものがあり、国は国民にできないことに専心しなければならぬということだ。布マスク2枚を国民に配ることは無意味な施策というより、余計なことであり、国としてやらなければならぬことをネグレクトしているということだ。これが安倍政府にはどうして分からないのだろう。愚民政策も甚だしい。病院の医者や看護師ための備品や人工呼吸器の方にもっと金を回せ。この〝声なき声〟が聞こえぬ安倍晋三は、母方の祖父の総理大臣だった老人（岸信介）よりも耳が遠いらしい。

以下、追記。

「アベノマスク」の調達先が、興和（ウナコーワなどの薬品、医療器具のメーカー）、伊藤忠商事（総合商社）、マツオカコーポレーション（アパレルメーカー）とされたが、もう一社の商社はすぐには発表されなかった（3社は、薬品や布地を使うメーカーだったり、輸入商社だからマスク製造や輸入に関わっている）。3社分を合わせても調達の金額は90億円ちょっとで、予算の460億円からするとその差額は大きすぎる。製造先は、中国、ベトナム、ミャンマーということらしいが、政治家やブローカーが暗躍したことは間違いなく、菅官房長官は、90億円という安値で調達できたことを、むしろ誇るような会見を行った。

発表が遅れていた、残りの一社が判明した。福島市にある商社「ユースビオ」という会社で、ベトナムからバイオマス発電の燃料となる木質ペレットを輸入している、社員約5人という極小の商社だ。時ならぬマスク需要に便乗して、ベトナムの縫製を行う工場に委託生産したマスクをにわかに取り扱うようにしたところ、政府から大量生産の発注があり、一枚135円で、350万枚を納入したという。船便では緊急事態には間に合わないため、全量チャーター便で空輸したという。350万枚のために8便飛ばしたというから、一機あたり40万枚運んだということになり、全量1億枚だったら、単純計算で延べ1600機のチャーター便がマスクだけを載せて飛んだことになる（テレビで飛行機の座席に、マスク入りの段ボール箱を載せている映像を見た）。これだけの飛行機が必要ならば、各戸2枚のマスクの配布費用も膨大な金額となることは無理がない。ボロ儲けしたのは、マスク工場と輸入商社と日本郵政ということだろう。

この「ユースビオ」という会社は社長が公明党関係の者で、安倍政権との直接のコネはないということ。マスクの調達係の役人が、公明党や福島の企業ということを忖度して、こんな零細な会社に発注したものだろう。発注したのは大手商社だけではないという、アリバイのためと思われる（公明党への顧慮や、福島復興への気配りもあったかもしれない）が、それが裏目に出たのだ。専門商社ではないから、製品の検品の能力はもちろん、やる気そのものもなかったのだろう。不良品があったという報告は、この会社には今のところないという。回収し、再配布するような能力など、こんな零細企業には無理なことだ。納入商社として発表が遅れたのは、官邸、厚労省の各方面への〝忖度〟の結果のなれの果てである――『週刊文春』（5月7日・14日ゴールデンウィーク特大号）。

かくて、「アベノマスク」は、その最初の躓きから、結果まで躓き続けるという散々な顚末となった。これ以上、恥の上塗りと、泥棒に追い銭はやめてほしいが、それができるのなら、始めからこんな愚行に手を染めなかったはずだ。歴史に残るほどの愚挙として大書しておきたい。

追々記・さらに一社の関与が明らかになった。「シマトレーディング」という会社で、「ユースビオ」の社長と親戚筋の会社らしい。この2社で5億円以上の受注を受けたという。何か裏事情があることが、容易に推測できる。福島の地場企業―公明党のラインがキーワードだろう。

4.25 2020

2020年4月25日（土）

4月25日（土）

専門家会議が、10項目の提言を行い、新型コロナウイルスの対策本部が発表した。

①ビデオ通話でオンライン帰省。
②スーパーは少人数ですいている時間に。
③ジョギングは少人数で公園はすいた場所・時間で。
④急ぎでない買い物は通販で。
⑤飲み会はオンラインで。
⑥遠隔診療。
⑦筋トレやヨガは自宅で動画活用。
⑧飲食は持ち帰り、宅配も。
⑨在宅勤務。
⑩マスクを着けて会話。

専門家たちが、こんな、しょうもない話を真面目な顔でやっているのかと思うと、この国の先行きが危うい気持ちとなる。〝3密〟なる言葉も下手なシャレだと思ったが（壇蜜の）、「オンライン帰省」や「オンライン飲み会」など、ダジャレにもならない。とぼけたような**尾身茂**に、真顔でこんなことを言われても何を今更と思う。

書き写していて、情けなくなってきた。日本の英知を集めたと思われる専門家たちが、一堂に会して、こんなレベルのことしか提言できなかったというのは、まさに安倍政権の幼稚で、愚劣な頭に見合っている。この程度のことなら、100年前の『流行性感冒』の標語、○近寄るな――咳する人に（ソーシャルディスタンス）○鼻口を覆へ――他の為にも／身の為にも（咳エチケット）○予防注射を――転ばぬ先に（ワクチン開発を急げ）○含嗽せよ――朝な夕なに」（手洗い、うがいの奨励）の方が簡便で、昔から普通の庶民はみんな実行していた。政府や専門家会議がやらなければならないことは、これらの対策がなぜ完全には実行できないかを調べることと、それをどうすれば実行できるかということを衆知を集めて考えることだ。

在宅勤務や遠隔診療が、これまでなぜできなかったのか。在宅勤務を実行するには、日本の企業の風土や労働環境、働き方自体の改革が必要である。サラリーマンが、通勤するのは止めた、オレは今日から在宅勤務する、というだけでことが済むような問題ではない。そうすれば、たちどころに勤労者がクビを切られることは必定だろう。会社が、企業がそうした〝働き方〟改革を目指さなければ、実現することなど不可能であることを、政治家や官僚は知らないのだろうか（そんなことはない。知らないふりをしているだけだ）。

インターネットによる遠隔診療が、これまでどれほどの抵抗勢力と戦い、そして敗北してきたことかを、厚労省の官僚たちが知らないはずがない。定期的に持病の薬を貰うために、病院にそれだけのために病の身を押して通院しなければならなかったことの不合理さを、何十年も我々は感じてきたのである。緊急事態ということで、遠隔診療が可能となったが、これまでの問題点は解決されていないし、緊急避難的に、この際にだけ認められた特例ならば、積年のこの問題は継続されるだけなのだ。

薬を貰うためだけに病院に行くというのも必ずしも悪いことではない。長らく糖尿病を患っている私も、一か月分の薬の処方箋しか渡されず、半年分、一年分をいっぺんに渡された方が楽なのにと思ったことは幾度もあったが。だが、一か月ごとに、血糖値のノートと血圧のノートの点検と、血液検査、それと医者との対話と問診は、やはり必要なものかなと思わざるをえなかった。症状はいつも変わる。

かかりつけ医に定期的に診療してもらうことは、理に適っている。コロナウイルス感染症が心配だから、日頃行かない病院にどっと（その必要のない）患者が押しかけてくるという発想自体が、世間の人たちを蔑んだ見方であり、これを機に、テレビ電話などによる遠隔診療を実現させようというのは、ことの本質を見失った論議にほかならない（この意味では、ビル・ゲイツや孫正義の〝陰謀〟という**山口敬之**の発言は正しいのかもしれない――陰謀を企む者は陰謀家の心理をよく知るのである）。

要は、新型コロナウイルス対策については、発熱外来（コロナ外来）を設置し、ＰＣＲ検査を広範に行い、症状のない、あるいは軽い陽性患者を、一般患者から隔離する施設を作るということに尽きる。泥縄式に、遠隔診療に踏み切ってはならないのだ（私は、もちろん遠隔診療についての反対者ではない。ただ、今回のような火事場泥棒のような実行には反対ということだけだ）。

4.26 2020

2020年4月26日（日）

4月26日（日）

明日は月曜日なので、透析通院の日だ。

だが、最近の北海道内でのコロナウイルスによる病院内でのクラスター感染の状態を見ると、病院へ行くことが怖くなる。4月23日の道内での感染者の数は、45人で、このところ連日最多を更新している。第2波といわれる感染拡大は止まないどころか、ますます拡大する一方なのだ。とりわけ恐ろしいのは、医療機関や福祉施設内での感染者増加だ。

北海道で院内感染（その可能性も含めて）が判明したのは、札幌の国立病院機構北海道がんセンターが52人、札幌呼吸器科病院が46人、札幌厚生病院が9人、長野病院が3人、千歳の千歳第一病院が24人、北星病院が6人、北広島の北広島病院が4人、遠軽の遠軽厚生病院が12人の計157人が院内感染が疑われるこれまでの延べ人数だ（4月24日現在、『北海道新聞』）。医者、看護師、入院患者、通院患者のいずれも感染者となっており、介護職員や病院職員の感染もある。患者の移動や看護師などの移動により、介護施設や訪問看護ステーションへの感染のリンクも明らかとなってきている。

幸い、私の通っている北海道大野記念病院はまだ関係者の中から感染者は出ていないが、外来患者が目に見えて減っているように思える。病院の開くのが午前8時なのだが、待合室に受付を待つ外来患者が心なしか疎らになったように思われるのだ。ちょっとした体の不調な人や、入院患者への見舞い客などは、コロナウイルスの感染を怖れて、病院に寄り付かなくなったのだろう（不要不急の見舞い客、家族の面会も制限されている）。

人工透析患者の私たちは、通院を控えることなどできないから、透析室に通わざるをえないが、これまでよりもマスク着用、手洗い、洗浄の徹底を促され、さらに透析室に入る前に発熱の有無の報告を義務付けられるようになった（体温測定は、治療開始前に必ず行うが）。咳、発熱、体調不調のある者は、病院に来るのを控えて、電話をして病院からの指示を待ってもらいたいという通達があった。

病院の出入り口と透析室の出入り口にはアルコール消毒器が置かれ、出入りのたびの手指の洗浄を励行させられる。高齢者、基礎疾患を持っている者の重症化が従来からいわれており、透析治療患者には、その重症化リスクのある人が多い。ただでさえ、合併症や免疫の低下が心配される体なのだ。

院内感染を引き起こした病院に、共通項などない。個人病院や小さなクリニックが、感染防止対策の不備や油断で院内感染を引き起こしているわけでもなく、たぶん地域での施設ではもっとも高度な（感染への）防御体制を整えていたと思われる国立のがんセンターが、もっとも感染者が多いという現実は、不備や油断で片付けられるものではない。入院患者数や医者の数、看護師の数や、地域の中心病院としての医者や看護師の派遣、出向者が多いことなどが関わっているように思える。つまり、一般社会と同じように、人の移動が激しいところほど感染拡大を引き起こしている。転院者、転職者による感染連鎖の可能性も大きいのだ。

医療崩壊（介護施設の院内感染による介護崩壊も）が懸念されてから久しいが、それは心配や懸念ではなく、まさに現実のものとなっている。東京や札幌の例を見ると、それはまさに現実化している。東京のがん研有明病院、慶應義塾大学病院、中野江古田病院、都立墨東病院、永寿総合病院など、地域の中核的な病院が院内感染のクラスターを出し、新規の外来患者、緊急外来の受付を中止したり、緊急を要しない手術を延期している病院もある。新型コロナウイルス感染の陽性者となり、入院あるいは治療を要する患者さえも自宅療養、自宅待機を強要される人も東京や埼玉では増えているという。これはもはや医療崩壊といってよい。札幌ではコロナウイルス感染者で入院を要する人のためのベッド数は、今のところ177床で、もはや病床には余裕はないということだ。私は、透析室に通うたびに、同じ階にあるＩＣＵ（集中治療室）の灯りの有無を確認しているが、灯が点いていなければ、ちょっとホッとする気持ちになる。私がコロナ肺炎にかかっても入院の余地はこの病院にはまだあると思うからだ。

4月24日のテレビでは女優の**岡江久美子**の死が報じられ、話題になっていた。彼女は今月3日に発熱、病院で4～5日様子を見るように言われ自宅療養していたが、6日朝に容体が急変し、入院してPCR検査で陽性と判明した。そして17日後の23日早朝に死去したという。

コロナウイルスに感染したという報道がなされていなかったので、その突然の死の報道は、**志村けん**の時と同様に世間に衝撃を与えた。元気な時の姿がテレビ画面に繰り返し現れ、驚きと悲しみを見る人間に与えたのである。享年63、現在ではあまり早い死である。

報道によると彼女は昨年末に初期の乳ガンの手術を行い、今年の1月から2月まで放射線治療を行っていたという。私は2年半前に妻の**川村亜子**（享年66）を乳ガンで失っているから、その時に学んだのだが、乳ガンの手術後に、ガン細胞の取りこぼしを心配するために、〝念のため〟放射線を患部周辺に照射することが一般的な治療法となっている。ただし、この術後の放射線照射は、あくまでも〝念のため〟のものであって、これをしても、しなくても延命率は全く変わらないというのが医療界の常識だったらしい。

放射線を肌に照射するのだから、当然、免疫力は落ち、簡単な細菌やウイルスにも感染しやすくなり、感染症の危険性は高まる。だが、効果のほどは分からなくても、医師に〝念のため〟放射線治療しましょうと言われて、断ることのできる患者や家族はいないと思う。私も家内も医者のいうままにそうした。ガン細胞を手術で取り除いたとしても、隠れたガン細胞の転移はあるかもしれない。〝念のため〟それらをタタいておくことは、たとえ有効でなくても、しておいた方が安心である。

細かなことはもちろん分からないが、岡江さんの場合も、家内と同じではなかっただろうか。ただ、その体の免疫力が弱っている間に、コロナ肺炎となったことがかえすがえすも残念なことだったに違いない。

彼女は、発熱していたのに、自宅で経過を見るように言われたという。容体が急変して、病院に担ぎ込まれてからのPCR検査で、陽性が確認された。

志村けんの場合も、ヘビースモーカーで、肺炎の既往症もあった。高年齢で、基礎疾患のある者が重症化しやすく、死に至るリスクは、そうでない者の数倍高い。糖尿病からの腎不全で、心不全の既往症があり、当然、透析治療を受けている私がコロナ肺炎にかかると重症化し、死に至る可能性は十分に大きい。しかし、目に見えないコロナウイルスが私の体内に入り込むことを防止する完全な手立ては、今のところない。

こんな状況下に、マスク2枚や、10万円の配布でお茶を濁そうする政府のやり方に本当に腹が立つ。考え方が間違っているだけでなく、〝人間的に彼らは間違っている〟のだ（中野重治由来のこんな言葉を久しぶりに使ってみた）。

これまで自民党政府や厚労省は、ひたすら医療費削減を金科玉条としてきた。地域の中核病院の空いているベッド数を減らし、病院の統合を進め、医者の数を増やさないために、原則的に医科大学、医学部の新設を認めなかった。医者を増やしたくなかったのだ（このため、僻地医療や産婦人科や小児科医療に大きな支障が出た）。健康保険の点数を下げ、自己負担率を徐々に上げてきた。それでも、全体の医療費は膨大化し、財務省は悲鳴をあげた。あの手この手の医療（福祉も）費の削減、節約、減額に努めた。

1人の患者の入院日数を減らすために、上限を設けた。そのため、足の指5本の切断手術をした私は、その手術痕が癒えないうちに、転院を余儀なくされた（同一の疾病で90日間以上入院すると、特定入院となり、病院側の収入が減るのだ）。

こうした場当たりな医療行政の果てに、今回の新型コロナウイルス禍が来る。末端の保健所などの医療・衛生行政の担当者たちは疲労し、萎縮した中で、現場の事情を無視した厚労省からの朝令暮改の通達、指示、命令がやってくる。意思疎通に〝目詰まり〟を起こし、医療現場が混乱し、破綻するのは、当たり前のことなのだ。この間、呼吸困難や高熱や激しい咳などで苦しみながら、家族との面会や、親しい人の見舞いを受けることなく、死んでいった患者は哀れだ。「今日」の感染者数〇名、退院者〇名、そして死者〇名。そんな数字を見るたびに、政治と厚生行政に〝殺されてゆく〟人たちのことを思って、暗澹たる気持ちになる。

4.27 2020

2020年4月27日（月）

4月27日（月）

政府の専門家会議のコロナウイルス対策があまりにも、情けなく、現場のリアリティーがなさすぎるので、インターネットやLINEを通じて、現場で活躍、苦労している看護師さんから、現状報告や対策が流れているのを見ることにした。

マスメディアによるものではなく、貴重な現場のリアルな声であると思われるものだ。それを原文のままに、ここで引用したいのだが、ネットで拡散され、執筆した看護師さんに、少なからぬ迷惑がかかったようだから、そのまま引用するのは控え、私流に書き直したものを、掲載してみよう。原著者に了解がとれぬままの引用となるので、かなり文章をアレンジしているが、趣旨や内容そのものは、それほど大きく改変してはいないつもりである。

東京のある大学の医学部付属病院で看護師をしているという人から流されてきた情報は有益なものだった。この4月にコロナ外来に回された看護師さんで、毎日、ＰＣＲ検査や入院手続きなどを病院の現場で実施しているという。まさに新型コロナウイルスの医療現場の最前線といえるだろう。１００人くらいの感染者に問診した結果、これらの情報を得たという。

コロナウイルスの感染症の症状の特徴は、感染後、７日～10日にピークを迎えるようだ。まず、

○最初にだるさ（倦怠感）が顕著に現れる。

○症例数はそれほど多くないが、下痢の症状も多い。

○頭痛はほとんどの人に見られる。

○途中から味覚と共に嗅覚も全くなくなる人が半数ほどいる。

○平熱以上の発熱がある。軽症の場合は微熱がだらだらと続き、中症は39度近くまで上昇、重症は38度以上がずっと継続する。特徴としては、１週間目ぐらいにいったん下がるが、また上昇する。

１日のうちの変動が大きい。

○咳や痰はあまり多くない。

○若い人でも息切れがある。

○喫煙歴の長い人、喘息や糖尿病などの持病のある人が重篤化しやすい（これは従来からいわれている）。

○肺炎像は両肺に淡い影がはっきり出る（ＰＣＲ検査がなかなか進まない現状では、ＣＴの撮影検査で肺炎を診断するのがよい）。

治療薬やワクチンはなく、治療法は基本的にはないので、頭痛や痰や下痢などといった症状に対する対症療法しかない。細菌感染ではないので（ウイルス感染なので）、抗生剤は効かない。抗インフルエンザ薬「アビガン」が効いたという話は複数以上あるが、治験薬として服用させてくれる病院はまだ限定されるので、患者の方から求めなければならない場合がある。病院の規定で断られる場合もありうる。日本の薬剤行政の陥穽の中に、こうした薬品はある。

実際に、ＰＣＲ検査を受けるまでの流れと結果は次のようだ。

まず、発熱と上記のような症状（倦怠感、頭痛、下痢、味覚・嗅覚異常）があった場合、すぐに最寄りの保健所に電話する。ただ、保健所への電話は混んでいて、ひどい場合は2時間以上もつながらないという。丸2日間つながらないという場合もある。どうしても、つながらない場合は、他の近隣地域の保健所でもよいから、電話をし、症状を伝える。諦めてはならない。

しかし、保健所に電話がつながっても、しばらく経過観察してくださいと言われることが多い。そういう時には近くのお医者さん（かかりつけ医、開業医のクリニック）にまず電話をしてから受診する。そこでは大体、解熱剤や鎮咳剤などの対症療法の薬を出してもらい、自宅待機となる。

そうした服薬によっても解熱しない、もしくは症状が消えない場合は、ためらわずに保健所にもう一度電話することだ。

コロナウイルス感染の疑いありとされたら、ＰＣＲ検査を受ける場所を指定される。検査は、病院や検査所から直接電話がかかってきて、受診の日時を知らされるので、保健証と現金を持って検査場へ、必ずマスクをしていく。検査自体は、健康保険が効けば料金は１０００円程度で、加えてＣＴ撮影をすると、６０００円ほどかかる。ＰＣＲ検査自体には、健康保険が適用されるようになったが、治療、入院、薬剤投与の場合は、もちろん普通に3割の自己負担となる。

薬が必要ならば、それを依頼することを忘れないように。帰宅する時は公共の交通機関を使わないように言われるので（電車、バス、タクシーを使わない）、自家用車か、自転車か、最悪の場合は、歩く、ということになる。公共交通機関を使わないという、政府の方針は、代替案を示さない、全く患者の都合を無視したものだ。

翌日に、保健所が検体を取りに来て、持っていく。現状、検査が非常に立てこんでいて、月曜日に出した結果が金曜日にならないと出ないことが、よくあるそうだ。つまり5日間くらいかかるというのが現実なのだ。

自宅で待機中に呼吸が苦しくなったら、すぐ保健所に電話する。万が一つながらず、危険を感じる場合は、ためらわずに救急車を呼ぶのがよい。悪化して、肺炎となっている場合がある。

症状が落ち着いたら、今後はＰＣＲ検査しないで（本来は2回陰性となる必要があるが、それを省かれる場合が少なくない）、2週間後から普通の生活に戻れることになる。同居家族も2週間は同じ対応をする。

万一、入院となった場合の手引きは、こうだ。

感染症の指定病院の病室がなかなか空いておらず、とにかく担当医師が電話して探し回る場合が多い。その間患者は待っていて、病室に入れたら、家族が荷物をまとめて持ってくるということになる。入院したら面会は一切禁止される。現金、持参薬も一切持ち込みは禁止され、外出ももちろん禁止され、監禁状態となる。とにかく病室の中から出られないで対症療法のみの治療しかない。

もし、呼吸状態が悪化したら、ＩＣＵ（集中治療室）で気管挿管し、人工呼吸器をつけることしかできない。あとはただ、患者自身の免疫力によって回復するのを祈るのみだ。ただし、よくよく症状が重篤となったら、人工心肺（エクモ）につながれる。これは本当に生死の境を歩む場合である。ただ、これで回復する患者もいることはいる。

ついでに、ワクチンのことに触れておけば、現在、ＣＯＶＩＤ-19に有効なワクチンは開発されていない。しかし、もしワクチンが開発されたとして（1年以内に開発すると、米国などは意気込んでいるが）、簡単に私たちのところまで、ワクチン接種が可能になるとは思われない。生産量にも限りがあり、優先的に接種を受けられる人が決まっているからだ。

パンデミックに関わる医療従事者の優先順位が高いのは、当然と思われるが、次に「社会機能の維持に関わる者」（法的用語だ）というのがある。これは結局は厚労省の解釈によるから「社会機能維持者」とは、普通に考えれば電気、水道、ガス、輸送などのライフラインのインフラに関わる人たちと思われるが、彼ら（厚労省）の解釈では国会議員や地方自治体の長や議員、国家公務員などとなるようだ。岡田晴恵の本によれば、ワクチン工場の従業員などは、この優先順位には入らないそうだ。限定的なワクチンや治療薬や医療機器を誰に使わせるか。当然、〝上級国民〟と〝下級・中級国民〟との間には医療においても格差があるのだ。

さらに、万が一のことがあった場合は最後まで家族に電話をして（電話ができる状態なら）状態を伝える。言い遺《のこ》したいこともそのときに。

死亡した場合は、病院側で火葬してから遺族に遺体を返す。入院になった時点で軽症化するまでは、一切誰とも会えず、そして重症化したら一気にあっけなく死去するという印象があり、これが一番恐ろしい。遺体は感染源とされ、触ることも、自宅に安置されることも許されず、遺体袋に詰められてから棺に入れられる。火葬され、骨壺に入ってから、悲しみの帰宅となるのである。

幸いなことに、軽症になったらすぐに専用の移送の車でホテルへ移動して、宿泊療養となる。結構これは早い段階でスムーズにいくが、それは、新患者や重症者のベッド床を確保するためで、それだけベッド数が逼迫していることを表している。

埼玉で、軽症だとして、自宅待機していた（病院への入院、あるいはホテルでの宿泊療養ができないため）男性患者が相次いで死亡したため、無症状者、軽症者は自宅待機という方針は撤回された。ＰＣＲ検査で陽性とされた感染者（無症状者、軽症者）は、ホテルなどの宿泊療養が原則となり、症状が悪化したり、重症者は病院への入院ということになる。

さて、実際に感染しやすい場所とか場合というところがあるだろうか。

居酒屋や外食店の従業員の手が怪しいという。毎回、ちゃんと手指消毒していればよいのだが、そうでなければ、コロナウイルスのついた皿（食器）を下げ、次の人の皿を運んでいる可能性が十分ある。皿の縁に手指が触れている懸念もある。

また、実際にライブハウス系の人が診察のためによく来るという。密集・密閉・密接の〝3密〟の典型である。屋台船での宴会というのもあった。キャバクラ、バーでの発生もあった。居酒屋での飲み会、スポーツクラブ、美容院、コールセンター、病院、介護センターや老人ホームでの発生も多くなっている。

問題は、家庭内での家族感染である。PCR検査で陽性になった人の家族は、ほぼみんな陽性である。孫が祖父祖母宅に遊びに行って濃厚接触となり、感染する場合がある。若い人は、自覚症状がなく、無症状あるいは軽症のうちに歩き回り、高リスクの高齢者を感染させる恐れがある。また、院内感染として、病院関係のクラスターと、その家族や、それらの人と接触した人も危険性は大きい。市中感染の割合を多くなっており、クラスター感染のリンクがたどれない感染者が多くなっている。保健所などのマンパワーが、そうしたクラスター追跡に費やされることから、そろそろ脱却した方がいいだろう。

では、現実のコロナウイルスの感染者と関係している看護師が、気をつけていることとは何だろう。

まず、口から入るものから感染するのが一番多いので、何かを食べる前、ドアノブなどどこにも触らない状態にしてから、爪や指と指の間までしっかり洗うこと、だ。

免疫を高めるために、1日8時間睡眠、睡眠を十分にとること。現金は一切触らずに、すべて電子マネーで支払うことにすると、接触感染を防止できる。

クラスターになっている場所や病院はできる限り行かない。病院が一番の感染率の高い場所であるというのは、残念ながら現実である。

携帯電話、スマホには食事中は触らない。帰宅後は、まず第一に、手指をしっかり消毒してから家に入る。

マスクの表面は絶対に触らない。ポケットにしまった手は汚染されていると思って、洗う前には顔を一切触らない。マスクは基本1日1枚とする。できれば、外出のたびに交換する。高額マスクだろうが、手製の布マスクだろうが、何としても手に入れる（「アベノマスク」だって、ないよりはマシか）。

タクシーには乗らない。実はコロナ患者は、電車やバスは使えないので、タクシーで移動している人が多いので、タクシーの車内は基本的にコロナウイルスがウヨウヨしていると思うべきだ。

3月から4月にかけての患者の流れとしては、こんな具合だ。

3月の3連休で陽性となった患者のPCR検査は、ピークアウトしてから多く実施されているが、若い人が多く、また軽症が多い。

その後の4、5週間はその家族が続々と来て、陽性になっている場合が多かった。高齢者に感染し、重症な肺炎も多々見られるようになった。

4週から10週目には、クラスターとなった本人とその家族が一気に陽性となった印象があるという。また、陽性になった患者の同居人はだいたい感染しているので、適切な隔離方法を指導しているが、日本の住居の構造では、完全な「隔離」は難しいのである。


現在、多くの病院の中は、まさにコロナ戦争といわざるをえない現状だ。それでも医療関係者は、必死の思いで頑張っている。政府や政治家はアテにはならない。だが、すべての人々（政権関係者以外の）に支えられ、応援されることによって、医療崩壊を喰い止めている。こうした現状を知れば、日本もなかなか棄てたものではないと思われるのだ。

だが、病院従事者に過度の負担をかけ、犠牲的精神を強いることは、政府として、政治家として間違っている。医者や看護婦たちの本当の声をマスコミは伝えていない。ネットによる発信はさまざまにあっても、それの真偽を見分けたり、価値と無価値を分別し、フェイクニュースやプロパガンダやタメにする擬似情報を排除してゆくことは難しい。整理された分析や正しい情報が伝わってくるのは、いつも遅すぎる。時事刻々、私たちは錯綜した情報の洪水に見舞われている。その中で溺れずに、ゴールにまでたどり着くことは困難だ。医者や看護師の立場からそして何よりも患者、感染者からの有益な情報が少ないといわざるをえないのである。

ある病院では院内から新型コロナウイルス感染者が出たら、看護師、職員に一斉に口を封じさせ、患者が出たことを隠蔽するという。適切な治療を受けられないまま、死んでゆく者もいるに違いない。そうしなければ（患者を隠さなければ）、病院は封鎖され、外来患者は寄りつかず、結果的には（小さな）病院や個人経営のクリニックなどは経営が破綻する。透析室の片隅で、外来患者の待合室で、ひそひそとそんな話が交わされる。〝あそこの病院では何人が感染したようだ〟〝こちらの透析室では、通院してこなくなった人が何人もいる〟噂だけではないリアリティーが、そこにあるのが、怖い。

もちろん、これは政府や行政機関が、本当の〝情報〟を、正しく、早く出さないからだ。流言飛語やパニックを恐れるために、情報を隠蔽しようという彼らの態度こそが、噂を発生させ、世間に流通させ、パニックを引き起こす。マスクも、トイレットペーパーも、消毒用エタノールも、こうしたパニックによって、ますます庶民の手に届きにくくなった。医療用マスク、防護着、人工呼吸器、輸血血液も品不足となった。とどのつまりは、弱者、障害者、基礎疾患者、高齢者たちなど、ハイリスクの者たちの「死」だ。

4.28 2020

2020年4月28日（火）

4月28日（火）

篠田節子の『夏の災厄』（角川文庫）という小説を読んだ。東京近郊の一地方都市（埼玉県昭川市）を舞台に、新型の日本脳炎ウイルスが襲うパンデミック小説だ。

もちろん、小説的サスペンスを高めるために生物兵器の開発や、新しいワクチンを発明するための人体実験とか、大学病院や薬品企業や独裁国の政治家・実業家などの暗躍する〝陰謀〟を暴いてゆくというミステリー的興趣もあるのだが、興味深いのは、小説の主人公が、市役所の保健センターの中年の看護師のおばちゃんの（堂元）**房代**、若い保健師のあんちゃんの**小西**、サヨクくずれの中年の開業医の**鵜川**といった、あまり見栄えのしない人物たちばかりだということだ。とりわけ、陰のある人物としての**青柳**は、ラブホテルの女経営者のヒモとして生活しており、市の保健センターにアルバイトとして雇われているチャランポランな中年男として設定されているのが面白い。こんな主人公たちが、致死率が高く、回復しても重い障害の残る、まさに、恐怖の〝殺人ウイルス〟と戦うのである。

新型の日本脳炎の発生、しかしそれは市の一部でしか流行らない。医療廃棄物の不法投機やヤクザの関わる産廃業、それと癒着する市長や市議会、保健センター、保健所、警察もそれを分かっていながら手を出せない。保健センターの看護師や保健師の業務内容がリアルに描かれている。一斉の予防注射、地域の消毒や衛生状態の点検、住民からの健康相談、救急車の搬送、手洗い・嗽《うがい》・洗濯の励行や、食中毒の防止や、食堂の衛生管理や、食品の汚染・毒性・危険性の啓蒙、蚊や蠅やダニ、ノミやシラミやゴキブリなどの害虫の発生の予防や駆除、啓発のキャンペーン……。

今の新型コロナウイルス対策であれば、まず市民からの電話相談、コロナ感染の疑いがあれば、それを「帰国者・接触者センター」に回し、結果を電話で報知し、入院・治療の手続きを行い、自宅から病院や施設までの搬送も請け負わなければならない（感染症患者については、消防庁（署）の救急車は使えない。消防庁と厚労省の取り決めで、そうなっている）。

一般家庭や学校や公的機関からのマスクや手袋などの衛生用品や医療用品の手配や紹介も必要だろうし、その間にも母子手帳の発行や育児相談、予防接種、障害者、疾病者の保護、外食産業の衛生管理や、衛生状態の苦情や相談に手を抜くことはできない。こんな場合の堂本房代、小西誠らの忙しさは並大抵のものではないのである。

理解がなく、事勿れ主義と出世欲しか頭にない上司、市町村の保健所から見れば遥か〝雲の上〟の厚労省は、鉄壁の官僚主義で、市民の生命や健康よりも、己れの利益（省益、局や部課や係）や面子や政治家や学者の横槍などで、にっちもさっちもいかない。保健所（末端の全職員）の苦しみなど、彼にとっては蚊や蠅の羽音ほどにも耳に入ってこないのである。

日本のどこにでも起こりうるパンデミックの災厄。篠田節子は、それを予言的に、リアルに、庶民的な目線から描いたわけだが、それが刊行当時に大きな話題になったり、文学賞を受賞したりしたということはなかった（二度文庫化されたことから分かるように、獲得した一般読者は少なくなかったようだ）。医療ミステリーや医療小説という一分野が成り立っているようには、パンデミック小説は、成り立っていない。こうした作品が見落とされていたのは、政治、社会、マスコミ、医学、医療、介護などのどの分野においても、末端（それは逆にいうと最前衛）の保健所や保健師の存在が、いかに〝見えない〟〝隠された〟ものであったかということを物語っているのである（ところで、篠田節子が、保健師のことなどをこれほどリアリティーを持って描けたというのは、彼女が作家デビュー以前に市役所勤務で、こうした仕事に携わっていたからだという。なるほど、それで納得がゆく）。

岡田晴恵に『隠されたパンデミック』（２００９年10月、幻冬舎文庫）と『H５N１　強毒性新型インフルエンザウイルス日本上陸のシナリオ』（２００９年6月、幻冬舎文庫）という二冊のシミュレーション・ノベルがある。両方とも同工異曲といえばそれまでの、新型インフルエンザの襲来に関わるパンデミック小説である。小説作品の出来ということでいえば、ちょっと挨拶に困るが、今回の新型コロナウイルス禍の現状から振り返ってみれば、実に的確な予言小説、近未来小説だったということができる。

インフルエンザ学の国際的権威で、WHOでも重用されている「大田信之」（両作に共通した名前の登場人物）は、日本での「H5N1型インフルエンザウイルス」の侵入と、パンデミックの発生に備えるために、ワクチンの製造、備蓄や、検疫制度の改善や、発生時の医療体制や治療方法の確立を、感染症研究所や厚労省に訴えている。しかし、旧態依然として守旧的、かつ事なかれ主義の伝統的な厚生行政を担う厚労省は、「永谷綾」（『隠されたパンデミック』の主人公）の危機意識には共感せず、日和見的な態度を示すだけだ。

そうした態度を変えさせようとするが、「綾」に協力的なのは、一部の研究者、実業家、政治家、マスコミ人しかいない。

新型インフルエンザウイルスが日本に侵入し、感染者は拡大し、死者も増大する。「綾」は政治界の大物を動かし、ワクチン製造、使用をようやく厚労省に認めさせるのである。

『H5N1』では、強毒性の新型インフルエンザウイルスが、日本に上陸することを心配した公立病院の副院長や、保健所の所長、開業医、大学教授、検疫官などのグループ（医学部の同級生）が、そうした対策の研究会を作って活動していたが、いざ本格的に新型インフルエンザウイルスが、検疫所の〝水際〟を突破して侵入してくると、彼らはなすすべなく、医療崩壊を引き起こし、パンデミックの地獄絵が展開されるのである。

まさに、今回の新型コロナウイルスによるパンデミックを予見し、予言した小説といえるのだが、そこに書かれる厚労省の官僚主義による不作為、無責任、隠蔽体質の程度は、むしろ現実の方が上回っているように思われる。違いは、新型コロナウイルスの致死率が、小説のものより若干低いくらいのもので、現実とほぼ重ね合せることができる。つまり、今回の新型コロナウイルスの災厄は、想定外のものでもなければ、想像以上のものでもなかった。予め、対策を講じることが可能だった禍いだったのである。

岡田晴恵が、一部では予言者のように見られているのに、一部（厚労省？）では忌み嫌われているように見えるのも、彼女のこうした積極的な〝狼が来た！〟と触れ回る、（政権側、体制側にとっては）厄介者にほかならなかったからである。

（『隠されたパンデミック』の「大田信之」は、田代眞人（元感染研インフルエンザセンター長）、「綾」は作者本人がモデルになっていると思われる。二人の共著『インフルエンザの予防と対策』（２００９年11月、岩崎書店）などがある）。

『ウィルスの愛と人類の進化』（２０２０年3月26日、ヒカルランド）というトンデモ本を手にした。「コロナ５６７は、ミロク３６９だった！」と表紙に刷ってあり、いかにもいかがわしい本なのだが、読めば、さらに仰天するだろう。

「ウィルスは人間よりずっと愛が深いのです」といい、「人類よ、一度ウィルスの愛をすべて受け入れなさい」という。さらに「ウィルスが形でなくて波動で入って、『自分を愛していないのに、人から愛されるわけがないだろう。おまえは愛に値しないんだ。学びなさい』、それぐらい強烈なことをウィルスは言いに来ているので、パニックを起こさせる。／すべてはウィルスの愛の波動で起こっています」と言っている。「私ドクター・ドルフィンが『コロナウィルスを愛で包みなさい』と言っても、『難しい。そんなことできない』と多くの人が言います。／簡単な方法を教えましょう。／あなたの顔をしたコロナウィルスと、愛いっぱいのハグをしなさい。『学ばせてくれてありがとう』と声を出して言いなさい、魂でつぶやきなさい」という。

書き写していてもあまりにバカバカしいので、これぐらいにしておこう。

これだけなら、「ドクター・ドルフィン」と自ら名乗る摩訶不思議な人間（慶應大学医学部卒で、整形外科医の資格を持っているらしい）が、トンデモ本の中で世迷い言をいってるだけで済まされるが、このドクター・ドルフィンこと松久正が、安倍晋三総理大臣が「外出自粛」を国民みんなに要請した3月15日に、宇佐神宮を参拝するツアー（「神ドクター降臨　in Oita」）を主催し、そのツアー客の先頭に安倍昭恵夫人がいたといえば、ことは穏やかではなくなる（『週刊文春』4月16日発売号）。

安倍晋三が、家庭内で妻の昭恵夫人にどれだけ精神的影響を受けているか、いないかは分からないが、〝コロナウィルスは愛だ〟と唱える教祖がかった男と、こともあろうに「外出自粛」が叫ばれるその日にいっしょに団体旅行をしていたとすれば安倍総理大臣（すなわち政府の新型コロナウイルス感染症対策本部長）としての対策が、昭恵夫人－松久正の〝コロナ＝愛〟説から、何らかの歪を受けないかが心配になるのである。婦唱夫随でないことを祈るばかりだ——誰に？　宇佐神宮の八幡様に。

4.29 2020

2020年4月29日（水）

4月29日（水）

アマゾンから届いた二冊の本を読んだ。一冊は**尾身茂**の『**WHOをゆく　感染症との闘いを超えて**』（２０１１年10月、医学書院）と、もう一冊は、**押谷仁・瀬名秀明**『**パンデミックとたたかう**』（２００９年11月、岩波新書）だ。

尾身と押谷は、現今の新型コロナウイルス禍の最前戦に立っている研究者で、対策のリーダーシップを取っている二人だ。尾身は専門家会議の副座長兼諮問委員会委員長で、文字通りの旗振り役、総理大臣や厚労大臣の記者会見の席では隣にいて政府側のスポークスマンの役割も果たしている（天皇陛下にご進講もした）。押谷は、政府の対策本部のリーダーで、現在、不眠不休で獅子奮迅の陣頭指揮を取っているらしい。

私の悪い癖だが、どうも政府側、国寄りで活躍している人を見ると、何かしら文句をつけたくなる。国民のために一生懸命にやってくれていることは分かるのだけれども、粗《あら》探しの一つもやってみようという気になる。ましてや、今回は国民の命を預かる重大な責務を担う二人だ。ミスや判断の猶予などは許されない。批判や指摘は、粛然と受け止めるべきだろう。

尾身茂の本を読んで思ったのは、彼がＷＨＯの西太平洋地域事務局長として、20年間活躍して、ポリオ（小児麻痺）の根絶や結核の制圧に多大な貢献をしていることへの感心と、その活動の中身が、そのための資金（30億円）の獲得と、日本のＯＤＡ官僚や、中国の政治家や官僚とのネゴシエーション（交渉、根回し）であることだ。国際政治の唯中で何かしらのプロジェクトを実現、遂行するためにはそうした〝取引〟が重要なことは重々理解できるが、香港政府に「渡航延期勧告」を納得させることなど、国際舞台での政治家や外交官の仕事であって、公衆衛生（ポリオ撲滅、ＳＡＲＳ制圧）のための本来の仕事とは思えないのである。

これは、結局は人生観、人間観、価値観の違いによるものかもしれないが、ＷＨＯのアジア地域の長（Regional Director RD）の選挙に、日本の厚労省、外務省、官邸など日本政府一丸となっての支援を受け、現職で三選目を目指す、韓国出身のDr・S・T・Han（韓氏か?）に辛勝（1票差）したことを自慢げに（私の僻目《ひがめ》か?）語っているのを読めば、この人の目指しているのが、〝国際官僚〟としての出世かと勘繰らずにはいられないのである（Han博士の三選に問題はなく、尾身本人も恩義を感じ、リーダーシップに敬服しているのであれば、自身は立候補などせずに、譲ってやればいいのにと思う）。

いや、そんなことよりも問題は、ＳＡＲＳ制圧の際に取った対策方針についてである。ＳＡＲＳについて次のような所見が見られたと、彼は書いている。①感染経路は、飛沫などによる濃厚接触による感染がほとんどで、空気感染の可能性は少ないこと。②感染者の他の人への感染は、発熱、呼吸器症状など出現してから起こること。

このことから、次の二点を対策の戦略とした。

①感染者と接触した者の積極的な追跡調査を行い、潜伏期間の間、自宅隔離をしてモニタリングを行うこと。

②発症した場合には直ちに病院で厳重な管理を行うこと。

「以上を医療期間とコミュニティにおける対策の要とした」と彼は書いている。

こうしたＳＡＲＳ流行の際の対策の成功例が、結果的に今回の新型コロナウイルス対策の方針を歪めてしまったのではないかというのが、私の考えたことだ。問題は所見の②だ。「感染者の他の人への感染は、発熱、呼吸器症状など出現してから起こること」というのは、今回の新型コロナウイルスの場合は違っていて、発症以前に感染力を持っていること、発症直前が他人への感染力が最も強いことが、すでに指摘されている。そうであれば、①②の対策戦略は当然改定されなければならない。「**感染者と接触した者の積極的な追跡を行**」うことは、対策の要となるべきことではなく、その他の方策、発症する以前の感染者を早くあぶり出し、何らかの処置を行うことだ。しかし、新型コロナウイルスの場合、そうした措置が後手に回ったことは明らかだ。

私はさらに、尾身茂の本の中で気になった部分があった。それは彼がＳＡＲＳの特徴としてあげた三点のことだった。

①あっという間に飛行機で感染が伝染したり、マスコミで一瞬のうちに情報が伝わった点で、21世紀の病気であった。しかしその対応は治療薬やワクチンがなかったため、19世紀的な古典的手法（例えば感染者の隔離や接触者の追跡など）に頼らざるを得なかったこと。
②主に病院関係者を直撃したこと。
③患者数と比較して社会経済に対するインパクトが膨大だったこと。
つまり、21世紀的新興感染症に対して、19世紀的手法しかできなかったことを彼は正直に告白しているのである。では、21世紀的感染症に対応する手段は全くないのだろうか。もう一か所、彼がこんなことを言っているのを見てみよう。

「まさか感染症が、こんなに大きな問題を引き起こすとは、誰も想像していなかったと思います。保健医療関係者が生活習慣病に関心を移し、研究者も遺伝子など分子生物学の方向に関心を向けてしまうのは、時代の大きな流れだと思います。しかし、今回のＳＡＲＳのような新興感染症は、今後も必ずやってきます。過去を見ても、平均して年に１つの新しい感染症が出現しているのです」。

さらにこんな（不満気げな）言葉もある。

「今まで医師たちは高度先端医療のほうばかりに興味を持ち、公衆衛生の分野に来る医師は少なかった」と。

この彼がやや反感的な気持ちを持っている「遺伝子など分子生物学」や「高度先端医療」のうちに、ＰＣＲ検査のような遺伝子学を応用した検査手段が入っていないことを祈るだけだ。山中博士や本庶博士のノーベル賞受賞に見られるような、〝日の当たる〟遺伝子研究分野に対しての公衆衛生学の分野の僻《ひが》みや妬《ねた》みのようなものが、今回の国家をあげての新型コロナウイルス対策に影響していないことを願うばかりである。

押谷仁と**瀬名秀明**との共著の**『パンデミックとたたかう』**は、科学に強い小説家と、感染症のパンデミック対策のエキスパートの押谷仁との対談形式の著作である。押谷仁は、ＷＨＯの「**世界インフルエンザ事前対策計画　WHO global influenza preparedness plan**」の警報フェーズの６段階を紹介している。

フェーズ1　家畜または野生動物のあいだで循環しているインフルエンザが、ヒトに感染したとの報告がない状態。

フェーズ2　過去にヒトに感染したことが分かっているインフルエンザウイルスが家畜または野生動物のあいだで循環しており、パンデミックの潜在的恐れがあるとみなされる状態。

フェーズ3　ヒトにおいて散発的な症例、あるいは小規模のクラスター（感染者の集団）が発生する。ただし、地域レベルでの持続的なアウトブレイク（予期しない症例の発生）が起こるに十分な、ヒトからヒトへの感染は起きていない状態。

フェーズ4　ヒトからヒトへの感染が確認され、地域レベルでの持続的なアウトブレイクが起きている状態。フェーズ４はパンデミックのリスクが顕著に増加したことを示唆するが、パンデミックが確実に起こることを意味するものでは必ずしもない。

フェーズ5　1つのWHOリージョンのうち少なくとも2つの国でもヒトからヒトへの感染が確認される状態。この段階ではまだほとんどの国は影響を受けてないが、フェーズ5の宣言は、パンデミックが目前に迫っていること、対応策の実施が急務であることを示す強い警報である。

フェーズ6　フェーズ5の基準に加え、フェーズ5とは異なるWHOリージョンにおいて少なくとも1つの国で、地域レベルでのアウトブレイクが発生している状態。フェーズ6が宣言されることは、パンデミックが進行中であることを示す。

パンデミックピーク後　パンデミックのピークは越えても、パンデミックが終息に向かうかどうかは不確か。第2波に備える必要がある。パンデミックの波は、間に数か月あくことがあり、この段階で「安全」のシグナルを出すことは時期尚早である。

パンデミック後　流行は季節性インフルエンザの水準になる。サーベイランスを継続し、パンデミックへの備えと対応策を適宜更新することが重要である。

※WHOは、全世界を「アフリカ」「アメリカ」「東南アジア」「ヨーロッパ」「東地中海」「西太平洋」の6つのリージョンに分け、それぞれ地域事務局を置いて活動している。

10年前の新型インフルエンザの時は、日本政府はWHOのフェーズ4の段階で、対策本部を立ち上げている。今回のコロナウイルス禍の場合、WHOがパンデミック宣言を行った3月11日から2週間以上遅れた3月25日に対策本部が立ち上がった。安倍政権が、いかにパンデミックを甘く見ていたかが分かるだろう（新型インフルエンザの時は麻生太郎政権）。

押谷仁は、アメリカで公衆衛生学を学んで、２００３年までの6年間、ＷＨＯの「西太平洋」リージョンに属するフィリピンで活動していた。当時のＷＨＯの「西太平洋」リージョンの地域リーダーだったのは尾身茂だから、この時、押谷仁は、上司尾身の部下だったということになる。新型インフルエンザの時も、この二人は政府の対策本部の専門家グループにいたし、今回も対策方針の諮問委員会をリードしているようだから、彼らが中心となって対策方針を決めていると考えてもよい（安倍総理などの官邸は、もはや現状の判断や分析を丸投げしているようだ）。

ＳＡＲＳ流行の時に、現場で指揮に当たっていた押谷に対して、瀬名はこう問いかけている。

瀬名　カルロ・ウルバニ医師のことは、ＮＨＫスペシャル「ＳＡＲＳと闘った男～医師ウルバニに27日間の記録～」でも放送されました。三月一四日ですが、そのとき先生の周りの方々も絶望的な感じだったのですか。

押谷　みんながそう思っていたかどうかわかりませんが、少なくとも私はそう思いました。しかし、幸いにも、私が危惧していた事態とは違って、じつは香港も、ハノイも、シンガポールも、トロントも、みな同じ人から感染していたのです。インデックス・ケース（感染の初発例）は、香港のメトロポール・ホテルに泊まっていた六四歳の男性でした。この人は広東省の医師で、患者を診たあと、自分も熱があって非常に具合が悪かったにもかかわらず、甥の結婚式に出席するために香港へ行ったのです。どの感染者も、そのホテルで彼から感染していました。

瀬名　その男性は妻と一緒に香港に来て、ホテルの九一一号室にチェックインしました。その一夜のうちに、同じ階の宿泊客一六人と訪問客ひとりに感染が広がったのでしたね、このことがすべて判明したのはいつですか。

押谷　三月三〇日ごろだったと思います。シンガポールの患者がそのホテルに泊まっていたという情報が入ったので照会したら、トロントの患者も同じホテルに泊まっていたことがわかりました。ハノイの患者については最後までわからなかったのですが、その患者と一緒に香港へ行った人と私が電話で直接話をして、メトロポール・ホテルに泊まっていたことが確認できました。そこで、すべて一カ所でつながっていることがわかりました。

押谷は、SARSの時の例を持ち出し、これが感染拡大を収束させた実例として誇らしげに語るのだが、しかし、こうした感染者が芋づる式にリンクしていることが分かるのは、非常に稀な例と考える方が常識に適っているだろう。シンガポールの患者が、自分も医師であったから、リンクの追跡調査にも協力的であったことは間違いないだろう。誰でも自分のプライベートな日常の行動を公にしたいと思わないし、細かなことは忘れることも多い。特定のホテルを使ったことを知られたくない人だっているはずだ。このＳＡＲＳ患者の例は、むしろ奇跡的にうまくいったレアケースと考えた方がいい。

また、ＳＡＲＳの場合は、感染者は発熱などを発症してから、他の人への感染力を持つようになるという。今回のように、発症以前に、あるいは無発症のままに、他者への感染力を持つと考えられる新型コロナウイルスの場合は、こうしたクラスター追跡は、非常に難しく、むしろクラスターのリンクを追うことは不可能に近いといっていいだろう。これはあくまでの感染症発生の初期の段階において有効な方法論であって、リンクの不明な市中感染が蔓延するようになると、これはもはや有効ではない。フェーズ３から、フェーズ４に切り替わっていると思った方がよい。

今回の新型コロナウイルス禍で、札幌での第１波の到来は、フェーズ３程度で、北海道知事は独自で「緊急事態宣言」を出した（これは法令に基づかないものだ）。それは道民、市民に外出自粛などを促し、いったんは感染の拡大は抑え込んだように見えた。だが、感染者間のリンクを追跡し、そのクラスターを一つひとつ潰してゆくという（まるで、探偵が、犯人を追い詰めてゆくような）、ＳＡＲＳの場合の成功例は、コロナウイルスの場合は必ずしも有効ではなかった。フェーズは切り替わっていた。３から４へ、パンデミック直前にまで事態は進展していたのである（札幌の場合、鈴木知事のブレインとしての専門家グループは、北大の西浦博らであったようだ）。

4.30 2020

2020年4月30日（木）

4月30日（木）

政府の対策本部の「クラスター対策班」のリーダー格の**西浦博**は、〝8割おじさん〟と呼ばれているらしい（押谷仁の命名という）。コロナウイルスの感染流行を抑えるためには、人と人との接触を8割減らせば、流行のピークを越え、60日程度で収束に向かうという予想の数式を立て、それを政府がコロナウイルス対策の柱として採用しているからだ（政治家や官僚は、専門家の意見には、ただただ従うだけらしい。みんな数学には弱いから――政治家や官僚には法科などの文系が多い）。

簡単に、人との接触を8割減にしろ、と言われても、それが簡単ではないことは誰にでも分かる。私のような年金生活者の場合、ほとんどの時間を自宅で過ごしている。同居しているのは、独身のまま小学教師を定年退職した三つ年下の妹で、妻の死亡で独居老人となった私が、妹の家に転がり込んだのである。三年前から札幌市内の病院に週3回、人工透析治療のために通院している。月・水・金だ。一回に4時間半、ベッドに縛り付けられるような時間を過ごすのである。

日常的に接触する人は、病院の透析室の看護師さんとお医者さん（週に一回ほどしか会わない）。その日によって変わる担当の看護師2、3人とはやや濃厚な接触があるが、同室の同病人5、6人とは待合室で10分から20分ほど顔を合わす程度だから、濃厚なものとは言えない。看護師さんは、腕に穿刺するのと、針を抜いて止血をする時に、互いに肌が触れる。もちろん、看護師さんは、白衣にマスク、フェイスシールド、手袋をして、患者の血液が飛び散り、付着しないように注意している（血止めがうまくゆかず、出血することがたまにある）。月に一回ほど胸部のレントゲン写真の撮影や、心電図や心臓のエコー検査があるが、この時も検査技師さんと少しの会話と接触がある程度だ。これらの人との接触は、命を維持するために絶対に必要なもので、8割どころか、1割も減殺することはできない。

あとは、近くの郵便局に現金の引き出しや、振込みのためにたまに行くのや、コンビニやスーパーに週に2度ほど買い物に行くこと、近所の床屋に二か月に一回ほど行くだけだ。これらを止めるとしても、1割減ともならないだろう（1年ほど前には、近くの温泉場や近所のスーパー銭湯にも行っていたが、今は全く行かない）。

パチンコ屋にも居酒屋にもカラオケにも行かず、スポーツジムにも映画館にもデパートにも、近年とんと縁のないような人間には、外出の自粛、人的接触の8割減は不可能であり、意味のないことだ。残りの2割に、病院への通院や、人によってはリハビリ・センターや介護施設への外出があると思うが、実はそれらのところがコロナウイルスに一番感染の危険度が高い場所なのである。

〝8割おじさん〟の西浦博は、こうした私のような生活者の生活は想像もつかないのだろう。普通に考えれば、8割の外出自粛、接触の禁止ということは、生活をするな、生きることを止めろ、というのに等しいことが分かるだろう。それまでにできることは本当になかったのか。それらしい、グラフを図示して、いかにも科学的に正しい予測であり、予定であるかのように自信をもって語っている〝8割おじさん〟論理は本当に正しいのか。こんな疑いの声が、日を追うにつれ高まってゆくのは無理のないことなのだ。いったい、西浦博とは、どんな人物だろうか。

1977年大阪生まれ（現44歳）、神戸市で育ち、神戸市立工業高等専門学校の電気工学科に入学した。つまり最初から医学の道を志望したわけではない。しかし、阪神・淡路大震災を体験したことから、一転して医学の道に進むこととなり、宮崎医科大学医学部医学科（1996年）に進学。さらに広島大学大学院保健学研究科（2004年）を経て、医師となった。この間、感染症の臨床医として非常勤医として勤務したり、タイのマヒドン大学（岩崎恵美子が留学した大学）で熱帯医学を勉強したりした。広島大学で博士号（保健学）を取得した。

その後、長崎大学熱帯医学研究所特任准教授（2006年）となり、オランダのユトレヒト大学理論疫学博士研究員、その後、さきがけ主任研究者（2007年）になった。

2011年には、香港大学公衆衛生大学院助理教授（2011年）となり、その後、東京大学大学院医学系研究科国際社会医学講座准教授（2013年）に転じて、2016年には、北海道大学大学院医学研究院社会医学分野教授となって現在に至る。

これらの経歴、学歴を見て気がつくことは、〝一風変わった人〟（変人ともいっていいだろう）であるということだ。電気工業から医学への転身、医学においても感染症、熱帯医学、公衆衛生学から数理的疫学と次々と移動してゆく。タイ、香港、オランダも研究の留学生としては異色だろう。医学なら医学一筋、しかも内科医なら死ぬまで内科医といったという人間が多い日本では、こうした特異な経歴を持つ人物は、普通なら胡散臭がられもし、擯斥《ひんせき》されるのが関の山だろう。国の対策本部の要の役職に就いているということは、この人物の学問的実力を示しているのと同時に、今回の危機が、尋常な学者、研究者たちには手に負えないものであることを物語っているのかもしれない。

彼は、２００９年～２０１２年の期間に、こんな主題の研究の研究費の申請し、競争的研究費を獲得している。「歴史統計を活用した非特異的感染症対策の予防効果推定」というもので、研究目標は、「これまでに見られたことのない新たな感染症の流行拡大を防ぐためには、検疫や隔離、接触者を追跡する疫学的調査などといった非特異的な（非医学的な）公衆衛生対策を駆使することが求められます。本研究は、過去の膨大な感染症流行の統計資料を利用して、個々の非特異的対策の有効性を定量的に明らかにするものです。予防効果の統計学的推定だけに留まらず、推定作業や流行予測のために必要な観察データの種類と特性を明らかにします」というものである。

これだけでは、その研究の中味や結論は、よく分からないが、西浦博という特異な医学者にとって、今回のコロナウイルス感染症の流行の中でのクラスター追跡の作業が、「検疫や隔離、接触者を追跡する疫学的調査などといった非特異的な（非医学的な）公衆衛生対策を駆使すること」が、彼が目指していた研究の目的に全くぴったりと符合する実践の場であると思われたのに違いない。

それにしても「非医学的」（それは、数理社会学的ということか?）という言葉は、重々しいものだ。これまでの医学的常識によっては、今回の新型ウイルスの国家的危機には立ち向かえない。そんなマニフェストのように思える。彼は、自信ありげに、そして確信犯的に、〝人的接触の8割減〟を主張する。

その数式は、

$$R_0 = 2.5$$

$$Re\ (1-P)\ R_0 < 1$$

$$P > 1 - \frac{1}{R_0} = \frac{3}{5} = 0.6$$

となるらしい。R_0は、実効再生数が、2・5という意味で、つまり、一人の感染者が他の人に感染させるのを2・5人とすると、それが1人（1）より小さくなる（グラフが右肩下がりとなる）ためには、人（P）と人との接触を6割減（3／5＝0.6）としなければならないというのだ。どうしても接触を6割減にできない人（医療従事者、介護従事者など）の場合を織り込めば、一般的には8割減を指標としなければならない。

〝8割減〟を実行すれば、感染者増加のグラフの曲線は緩やかになり、一か月程度でゼロに近づく。数学によってパンデミックの推移を確立論的に予想する。パンデミック対策本部の他の学者たち、研究者たちもその数理的方法と結論に異を唱えないようだ。安倍、加藤、西村といった政治家たちは、そうした〝西浦理論〟を信じ込んでいるようだ。もちろん、私にその理論の当否が分かるはずがない。ただ、それが無謬のように、データやエビデンスを示すことなく、政策の要となっていることに対する疑念だ（そうした疑念を持つ人も少なくない）。

〝8割減〟を主唱するこの〝8割おじさん〟は、人間と人間との関わりということを、どう考えているのだろうか。人と人との接触を8割減とせよ、と主張するこの人の考えている人間的接触とは何なのか、という哲学的な問題に私たちは逢着しているのではないか。（人的）接触とは、関係とは、コミュニケーションとは、そして求められている「行動変容」とは、いったい何だ。単に統計的な数字の問題ではないと、私には思われるのだ。

「行動変容」ならまだしも、「**新しい生活様式**」ということになると、何で彼らに今までの「生活様式」を捨て、これからの〝生き方〟を指図されなければならないかと、腹立たしくなる。政府として、専門家としてやらなければならないこと、やるべきことを無視して、人の〝生き方〟に手を突っ込むようなことはしない方がいい。それは越権行為であるというより、非人間的な思い上がった態度なのである。

つまり、**尾身茂**、**押谷仁**、**西浦博**という人材の揃った「コロナウイルス対策本部」の頭脳集団が、クラスターの追跡調査（という半ば〝非医学的〟な、19世紀的といってもよい）方法論に軸足を置き、重点課題としたということは（PCR検査の拡充というミッションよりも）、これらの研究者たちにとって（個人的な意味においても）必然的なものがあったと思われる（彼らは今になっても、腹の底ではその方法論を貫こうとしているようだ）。それは本当に正しいやり方であったのか。私たちは、走りながらでも、それを検証し続けなければならない。

5.1 2020

2020年5月1日（金）

5月1日（金）

北海道の感染者がここ連日、40名以上となり、パンデミックの第2波が明らかに到来している。

1月28日に、北海道内で最初の感染者（中国人女性）が出たことを皮切りに、北海道でのコロナウイルス騒動は始まった。雪まつりを観光に来た中国人観光客が、武漢（湖北省）から持ち込んだものだろう。

鈴木直道北海道知事が、国に先駆けて「緊急事態宣言」を行ったのが2月28日。これは2月14日に道民として最初の感染者が判明し、2月25日に死亡した函館市在住の高齢者が感染者だったことが判明し、新型コロナウイルスによる道内最初の死者となったことが、知事の判断に影響しているのだろう。

逸早く外出自粛や公共機関の閉鎖を決めた、若い鈴木知事の果断なコロナ対応は、すぐに官邸が取り入れるようになる政治判断であり、果敢な対策だと評価されるものであった。

道内で最初に感染者が見つかって（2月14日）から2週間後に北海道独自の緊急宣言が出され、その日からは3月19日までの3週間、薄野の狸小路、繁華街や大通りの商店街は、ひっそりと鳴りをひそめていたのである。

しかし、雪が溶け、オホーツク海では流氷が去る春の到来が、すぐそこまで来ていた。緊急事態宣言を解除した3月19日の翌日の3月20日は「春分の日」、その日から金・土・日の3日間、連休だった。解除明けと三連休が重なったのは、まことに不運だった。北海道民は、〝重いコートを脱ぎ捨て〞街へ繰り出したのである（と思う。私は死ぬまでの超長期連休なので、休日という実感は何もない）。

テレビや週刊誌で、嫌な噂に接した。いずれ、全国的な緊急事態宣言が出され、営業を自粛するはずの、東京・歌舞伎町などのホストクラブのホストや、フーゾクの女性たちが、大挙して札幌の薄野に〝コロナ疎開〞して来るという、何とも剣呑《けんのん》な噂である。

その頃、東京や大阪を対象に緊急事態宣言が出されるのは、時間の問題だとされていた（安倍政権のためらいによって4月7日まで引き延ばされたが）。そうなると、新宿や池袋などの〝夜の街〞が灯が消えたように自粛の波に襲われることは確実である。その対応のために、宣言が逸早く解除された札幌へ、薄野へと、若い男女が移動して来るのを止める手段はない……。

もちろん、東京などからの〝コロナ疎開〞〝コロナ帰省〞はこれだけではなかった。何より、羽田―新千歳の空港の国内線の検疫はなかった――厚労省の〝水際作戦〞にはいつもこんなポカやミスがつきまとう。

国が、都道府県に対する「緊急事態宣言」を発令したのは、4月7日、北海道は再び、緊急事態宣言の下に置かれた（しかし、最初の国の宣言の範囲（都府県）からは免れた。が、道と札幌市の「共同緊急事態宣言」まで、微妙な意味のタイムラグの時期があった）。独自の宣言が解除されてから、約3週間後である。

こうしたブランクの時間が、次の感染拡大の第2派の〝孵卵《ふらん》期〟となった。〝魔の3連休〟（3月20日～22日）の空白の期間は、確かに北海道に〝第2波〟の訪れをもたらしたのである。

端的にいうと、これは鈴木直道知事の〝解除〟の時期をめぐる失敗（失政）である。この時に北海道独自の緊急宣言を解除するべきではなかった。少なくとも〝3連休〟は宣言下にあるとして、自粛の手を緩めるべきではなかった（小中学校は春休みに入っていたが、公的な施設はいったん開放された）。

もちろん、これは最初の緊急事態宣言の期間に、鈴木知事を攻撃した、道内の道議員などを中心とした経済界、産業界、実業界の〝突き上げ〟であり、反撥であって、そこに最大の責任はある。あるいは**秋元克広**札幌市長の市政との確執もあったかもしれない（二人の会見の時、鈴木知事はマスク姿、秋元市長はノー・マスクと対応が分かれた。これが道と市の〝温度差〟を象徴している。共同宣言以後、二人ともマスク姿となる）。

日本一若い知事は、観光、外食、農業、食品加工業、サービス業などの道内の主要産業の圧力団体からのプレッシャーに、予定通りの宣言の解除を決定せざるをえなかった（延長すべきであったのに）。緊急事態宣言を発することより、解除をする時を見定めることがより難しいという実例と教訓を、この若い北海道知事は体験したのである。独自の一斉休校、素早い緊急事態宣言の効果は水泡に帰した。北海道は、全国に先駆けて、第2波の大波を受けて、北海を漂う船のように難船しかかっている。院内感染の続出、拡大というもっとも警戒しなければならない事態に、経験浅い知事は、いったいどんな手を打てるだろうか。彼を支えるしっかりとしたブレインはいるのだろうか。

もう一つは、北海道（札幌市とその近郊）において、病院や介護センターなどにおける院内感染が際立って多いことである。東京もそうであるが、大規模な病院において、医者、患者、看護師、職員の間に連鎖的に感染が広がっている。入院患者には高齢者、基礎疾患のある人が多く、新型コロナウイルスに罹患すると、ひとたまりもない。60代、70代、80代の死者が目立つのだ。入院患者がウイルスを病院に持ち込むことはまずありえないので、もちろん外から持ち込まれたものだろう。看護師や職員が市中感染して、無症状のままに仕事をして、看護師同士、職員同士の間に感染が広がり、それが患者へと伝わっていったと考えられる（外部からの業者、見舞客、外来患者などの場合もありうるだろうが）。札幌がんセンターという、北海道の中でも最高級といわれる病院でも、院内感染に対する対策が甘かったと言わざるをえない。研修医たちが、〝3密〟の飲み会を催して、集団感染したという慶應義塾病院のような〝悪例〟もないわけではないが、大方はやむをえない状況であったのだろう。医者や看護師などの医療従事者を優先的にPCR検査を受けさせ、陰性、あるいは抗体検査で、新型コロナウイルスに対する抗体を持っている人だけを医療行為に当たらせればよいのではないか。コロナウイルス対策本部のクラスター班は、どうしてそうした優先策を取らないかが、むしろ不思議なのである。

追記・テレビ宣伝、警戒信号による一斉報知など、鈴木知事（彼の施策の裏側には常に菅官房長官の影がある）は第2波を喰い止めることに必死だ。だが、失われた時間は戻ってこない。〝第1波を喰い止めたが、第2波に飲み込まれた格好な失敗の実例として、国際社会に喧伝され、歴史上に残るのである。北海道と札幌市の〝失敗〟は、養介護老人ホームで院内感染によって収容された老人から（介護師からも）多くの感染者が出たのに、市内の病院での隔離病室の不足から、老人たちをそのままホームに留めたことである。感染はますます広がり、死者も続出している。

5.2 2020

2020年5月2日（土）

5月2日（土）

コロナウイルスの治療薬として「レムデシビル」「アビガン」を承認するとかしないとかで、国が揺れている。「レムデシビル」（米国ギリアド・サイエンシズ社製）は今月中にも緊急特別承認され、治療に使われるようになると報じられているが、「アビガン」の承認は遅れるとされている。こうした対応に疑問を持つのは私だけではないだろう。「レムデシビル」は米国の製薬会社の製品で、もともとエボラ出血熱の治療薬として開発された。米国製のためかトランプ大統領がこの薬を推奨することに熱心で（消毒薬を注射したらどうかなどという、知性の欠けたトランプのことだから、全く信用性がない）、近く米国やヨーロッパで、現場で使用できる認証薬となるらしい。トランプの無二の友人、安倍首相が率いる日本でも追随することは必定だろう。しかし、こんな国難の時でも、「アビガン」を後回しにし、「レムデシビル」（私はこの薬を否定しているわけではない——そんな能力が私にあるわけはない。ただ、私はこの薬の採用のされ方に、疑念を持つのだ）を先行して特例承認する安倍政権の米国（トランプ大統領）への度の過ぎた忖度（追蹤）は、売国奴とも非国民ともいうべき仕業だろう（こんな言葉は使いたくないのだが）。

一方、「アビガン」は、日本の富士フィルムの子会社の富士フィルム富山化学の開発した抗インフルエンザウイルス薬で、薬品名は「ファビピラビル」で、「アビガン」は商品名である。

この薬品については、6年前の2014年2月3日に開かれた「**薬事・食品衛生審議会 医薬品第二部会**」で審議されており、その**議事録**を厚生省のホームページで閲覧することができる。この医薬品第二部会」の部会長は**吉田茂昭**（青森県立中央病院長）で、部長代理として**新井洋由**（東京大学大学院医学系研究科客員研究員）が出席している。その他14名の委員がいる。欠席委員は5名。行政機関側の出席者は、管轄官庁として厚労省の医薬食品局長、大臣官房審議官、審査管理課長、安全対策課長、事務局として**独立行政法人医薬品医療機器総合機構**（注）の審査センター長、安全管理監、審議役、など8名である。

「アビガン」ついては、この日の審議会の第4議題として持ち出されている。最初は、独立行政法人医薬品医療機器総合機構審査センターからの説明があった。

（これまでの審査の結果について）、

以上から機構は、本剤の季節性のA型又はB型インフルエンザウイルス感染症に対する有効性は示されておらず、本剤による催奇形性のリスクは安全性上極めて重大な懸念であることから、「A型又はB型インフルエンザウイルス感染症」の治療薬としては、本剤によるベネフィットがリスクを上回るとは認められないと判断し、申請時に提出されたデータでは、申請された効能、効果において承認することは不可能であると判断し、追加の臨床試験及び催奇形性に対する安全対策の検討を申請者に求めておりました。

しかし、いったんは抗インフルエンザウイルス感染症に対して効能が認められないとして、承認されなかったものが、再び審議会に提出されたのは、

通常の審査においては、第Ⅲ相試験で有効性の検証結果等が重要な評価資料となるため、本来であればその提出を待つところですが、新型インフルエンザを取り巻く最近の動向として、2013年3月に鳥インフルエンザウイルスA（H7N9）のヒト感染例が初めて報告され、同ウイルスは既存のノイラミニダーゼ阻害剤に対する感受性が低いとの報告もあるなど、パンデミックに対する危機管理は喫緊の対応を要する状況にあると考えられていることから、機構は厚生労働省と協議の上、本剤を「オセルタミビルリン酸塩やザナミビル水和物等の既存の抗インフルエンザウイルス薬に耐性を有し、かつ高病原性のインフルエンザウイルス感染症の蔓延に備える医薬品」として位置付けることで、現時点で得られている情報に基づき、本剤の承認の可能性を検討いたしました。本剤の効能、効果につ

いては、既承認の抗インフルエンザウイルス薬と異なる作用機序を有しており、非臨床の検討のみではあるものの、鳥インフルエンザウイルスA（H5N1）及びA（H7N9）等に対する抗ウイルス作用が期待できることから、他の抗インフルエンザ薬が無効又は効果不十分な場合の新型又は再興型のインフルエンザウイルス感染症に限定し、流通を制限しつつ、本剤をいつでも使用可能な状況にしておくことには意義があると考え、「新型又は再興型インフルエンザウイルス感染症（ただし、他の抗インフルエンザウイルス薬が無効又は効果不十分なものに限る）」とすることが適切であると判断いたしました。

というのである。また、この日の審議会に欠席していた**佐藤俊哉**（京都大学医学研究科教授）委員からは事前にコメントを貰っているとして、こんな説明をしている。

また、佐藤委員から事前にコメントを頂いております。非常に丁寧に、また慎重に審査がなされており感心いたしました。審査報告（1）での機構の結論、催奇形性に対する懸念及び頑健性の高い有効性が示されていないことから、「申請効能に対する本剤の承認は困難であると考える」ことに賛成します。（中略）新型、再興型インフルエンザに対する備えは重要ですが、通常の新医薬品の承認とは異なり、パンデミック対策としてのみ承認するのであれば、パンデミック時の本剤の有効性、及び本剤が備蓄されることにかかる費用対効果も考慮すべき問題だと思われますが、上記の理由から費用対効果がありそうだとは判断しにくいデータではないかと思います。

この**佐藤俊哉**委員のコメントについて、事務局はこう答えている。

以上の佐藤委員のコメントについては、審査管理課に確認の上、次のように回答させていただいております。頂いたコメントについて、審査報告書3ページで御説明しておりますとおり、現状、得られている臨床試験成績では、本剤の季節性のA型又はB型インフルエンザウイルス感染症に対する有効性はいまだ検証されたとはいえず、米国において臨床での有効性が示唆された段階にすぎないと考えております。

一方、本剤は既承認の抗インフルエンザウイルス薬とは異なる作用機序を有しており、非臨床での検討のみではあるものの、鳥インフルエンザウイルスA（H5N1）及びA（H7N9）等に対する抗ウイルス作用は期待できることから、最近のインフルエンザを取り巻く現状を踏まえると、新型又は再興型インフルエンザウイルス感染症に対して、他の抗インフルエンザウイルス薬が無効又は効果不十分であり、本剤の有効性が期待できる可能性のある場合に、本剤を使用可能な状況にしておくことは意義があると考えております。なお、承認条件において有効性の検証を行う追加の臨床試験の実施を求めており、引き続き本剤の有効性の確認について十分に検討していくよう、製造販売業者に対して求めることとしております。また、実際に国の新型インフルエンザ対策において、本剤の活用を検討する場合には、委員からの御指摘のとおり、費用対効果も十分に考慮した上で、かつパンデミック時に実際に使用するかどうかは効能、効果のただし書きのとおり、その際に得られているウイルスの既存の抗ウイルス薬への薬剤耐性の情報も考慮して、慎重に判断すべきと考えており、本剤が承認された場合には、本審査報告書も新型インフルエンザ対策の部局に提供の上、活用を慎重に検討するよう伝達いたします。

いかにも官僚の答弁であって、条件付けとか、言い訳めいた文言が多く、曖昧で、なかなか分かりにくい言い方だが、結局、抗インフルエンザウイルス薬としては承認できないが、鳥インフルエンザなど、未知の新型ウイルスには効き目がありそうだから、パンデミックの時には使えるように準備しておくこと、すなわち「使用可能な状況にしておくことは意義がある」としている。

これが、じゃあパンデミックの時には素早く使うことができるのかというと、そうではない（それは現状を見れば分かる）。このパンデミックのさなかに、他に有効と思われる治療薬がないのに、「アビガン」は、抗コロナウイルス薬として承認されていないので、現場の医師、病院の倫理委員会による特別な使用の許可がなければ、使用できないのである。

この機構からの説明に、部会長の吉田部会長は、「なかなか難しそうな薬ですけれども、委員会の委員方からの御質問、御意見をお願いいいたします」と応じている。それに対して、前崎繁文（埼玉医大医学部教授）委員は、こう述べている。

○前崎委員　危機管理の意味で、パンデミック時に備えたいということと思いますが、パンデミック時にもしこれを使うとなると、現場はかなり混乱すると考えます。そのため慎重を期さないと、社会的に大きな問題になると思います。例えば、前回の２００９年の新型インフルエンザのパンデミック時には、妊婦さんは重症化のリスクファクターでした。実際に新型インフルエンザが起こって、妊婦さんに処方する際に「子供はどうでもいいから自分の命を助けてほしい」この薬を投与してほしいと言われたときに、それは倫理的に許されるかどうかという問題もあります。添付文書上はやってはいけない行為になります。そういうことも含めて、新型インフルエンザ対策委員会などでも協議されていると思いますが、薬の面から見て、そういうことが本当に倫理的に許されるのかどうかというのは十分考えておかないといけないと思いますその《(ママ)》辺はかなり慎重に考えておかないと、大きな社会問題になるのではないかという危惧があるのですが、いかがでしょうか。

この薬を使用するようなパンデミックの時には当然医療現場では混乱が起こることが予想される。倫理的な問題も起こるだろう。それをパンデミックではない、今の平常時に考えておかなければ、いつ考えるのかと、前崎繁文委員は当然の質問を問いかける（それにしても『(お腹のなかの子供はどうでもいいから、自分の命を助けてくれ』とはっきりいう妊婦は、そんなにいるのだろうか)。

これに対する事務当局の答えは、こうだ。

○事務局 委員のご指摘のこの薬の位置付けですが、通常の新型又は再興型インフルエンザウイルスが発生しただけでは、本剤を使うものではありません。本剤は、効能、効果にただし書きをしておりますとおり、タミフル、リレンザ、イナビル、ラピアクタなどの既存の薬が効果がない、そういう場合にのみ使うという位置付けにしております。

実際に万が一そういうウイルスが蔓延した場合に、どういう患者さんに投与するかについては、新型インフルエンザ等の対策の関係部局において検討がなされるものと考えておりますが、具体的には新型インフルエンザ等対策政府行動計画に基づき、新型インフルエンザ等に関する様々な情報を国内外から系統的に収集、分析することとされており、新型インフルエンザが発生した場合においては、厚生労働省においてそれらの情報に基づき、アビガン錠の使用の必要性や、その投与対象も含めて検討がなされるものと考えております。

その検討結果に基づいて、アビガン錠については製品の出荷自粛要請の解除を行うとともに、製造販売業者において適切な投与対象の考え方、及び安全対策の徹底のために必要な情報の周知に対応するように求め、また国においても情報の適切な周知等に協力していきたいと考えております。

審査委員の中では、「アビガン」の承認は難しいという感触があったようだ。しかし、政治的な意向もあり、一概に否定するのにも抵抗があったようで、いかにも中途半端な結論へと持ってゆこうとする動きが見られる。この事務局の答弁は、問題の先送り、他局への解決法の盥回し、責任逃れ、時間稼ぎを示唆するものにほかならない。かくして、「アビガン」は、いざという場合にも、使いにくい特効薬として、棚ざらしにされてしまうのである。

結局、「アビガン」は、パンデミック用に、製造して国によって備蓄するということになるのだが、使用する際にも他に効く抗ウイルス薬がなく、最後の最後に使うものとして取っておく、という複雑でややこしい結論を審議会は承認するのである。

使うか使わないかの判断は、「ドクターではなくて、多分行政がするのだろうと思うのです」、この専門家たちの責任逃れは、今回の新型コロナウイルス禍において、顕在化した。行政と医療側とが責任をお互いに押し付け合いながら、「アビガン」の使用承認を一寸刻みに延ばし続けたのである。その結果、救える命も、救えなかったことは、残念無念といった言葉の範囲を大きく踏み破っている。

このことによって、大きな利益を期待していた製造元の富士フィルム（富山化学）は、期待通りの結論に落胆したといわれる。こんな使用条件付きの薬というのは、それまでにありえないことで、審議委員の専門家たちも、何か割り切れない思いをしたようだ。薬としての効果がない場合、あるいはそのベネフィット（利益）よりも副作用が重大であれば、医薬品としての承認は却下されるし、ベネフィットが上回っていると考えられれば、承認されるのが筋だろう。厚労省内部で、あるいは審議会の内部で、「アビガン」を推す側と推さない側との勢力が拮抗して、こんな結論となってしまったのか、あるいはもっと上のレベルでの判断（政治的対立）があったのだろうか。いずれにしても、２０１４

年にこうした論議がなされているのに、6年後の今日にまだちゃんとした承認がなされていないというのは、ただ厚労省の怠慢かサボタージュにほかならないだろう。「アビガン」を投薬していたら助かったかもしれない命（岡江久美子さんのように）もあったことを思うとこれら厚労省、薬事審議会などの関係者たちの罪は深いのである。

〝奇跡のクスリのリスクの軌跡〟をきちんと調べることは、とても大切なことなのだ。

（注）独立行政法人医薬品医療機器総合機構（PMDA）

厚労省管轄の独立行政法人。「『健康被害救済』、『承認審査』、『安全対策』の3つの業務を柱とし、より有効で、より安全な医薬品、医療機器、再生医療等製品等を、より早く医療現場に届けるべく、開発段階から市販後にわたって、これらの品質、有効性及び安全性の確保に関する業務に携わっています」（理事長ごあいさつ）。厚労省から独立して、厚労官僚の天下り先となっていたが、現在の理事長・**藤原康弘**（国立がんセンター中央病院副院長を経て現職）は医学者出身。「より有効」「より安全」な「医薬品、医療機器、再生医療等製品等を」届けるという理念はともかく、「より早く」というのは、薬品会社の思惑や医療機器メーカーの足の引っ張り合いで、ともすれば言葉倒れとなる（「アビガン」のように）。

追記・「アビガン」「レムデシビル」の両薬とも、5月中には新型コロナウイルス感染症の治療投薬として特別承認される見通しとなった。（5月4日記）

5.3 2020

2020年5月3日（日）

5月3日（日）

家の近くの公園（琴似発寒川の河岸だ）で、パソコンを開いて昨日の続きの原稿を書いている。小学生らしい子供が二、三人、私の座っているベンチに近寄ってくる。こら、ソーシャル・ディスタンシングを守れ、――〝あゝ、麗しい距離《ディスタンス》〟を――などとほざいていても詮無《せんな》いことだ。子供たちのいる間、顔をそちら側に向けず、息もあまりしないで黙って子供たちが立ち去って行くことを心の中で願う。いつもなら、幼児や赤ん坊を抱いた若い母親が近寄ってくれたり、話しかけられたりするのは、喜ばしいことなのだが、今回ばかりは、もっと離れてくれればいいと思うばかりだ。我ながら、可愛げのない老人となったものだ。

厚生省の薬事委員会での新薬承認については、これまでもいろいろなトラブルがあり、政治的な権謀術数が渦巻いていたようだ。古くはサリドマイド事件があり、キノホルムによるスモン病事件があり、薬害エイズの問題があった。

丸山ワクチンは、絶対的な信奉者がいる一方、現在までも抗がん剤として正式には認められていない。薬害エイズの問題では、厚生省の生物製剤課長だった**松村明仁**（前任者が**郡司篤晃**）が逮捕された。エイズウイルスに汚染された非加熱凝縮製剤を血友病患者からの市場からの回収を求められたのに、その権限がある彼は回収命令を出さず、血友病患者を死に至らしめたという業務上過失致死罪容疑で裁判の被告となり、最高裁までゆき、有罪が確定した。これは、常々語られていた厚生省と製薬会社との癒着を証明するものとして、問題とされた（厚生省の役人がその職務権限において不法な行為を行ったとして逮捕され、有罪となった初めてのケースとなった）。

この事件が、厚労省の官僚がひたすら保身に走り、その地位にいる間には絶対に責任を問われないような無責任体制を作り上げた契機となったとされる。新薬の承認の遅さや、医療機器の販売承認、認可が先送りとなっているのは、問題の起こりそうなことだけでなく、何か新しい決定や判断を行うことを役人たちが恐れているのであり、省内に事なかれ主義がはびこったからといわれる。

薬害エイズの前に、薬害として有名になったのは、サリドマイドである。これは、ドイツで睡眠薬として販売されたものが（もちろん日本で認可された）、妊婦が服用することで、いわゆるアザラシ状奇形児を生み出し、催奇性があるとして販売が中止された。しかし、その後らい性結節性紅斑に対する抑制効果、そして多発性骨髄腫（骨髄ガン）にも効果が認められ、再承認されている。こうした有為転変の複雑な過程を経た薬品もある。そのたびに、厚生省（厚労省）は非難の矢面に立たされたのだが、その無責任体制は、強化されるばかりだった。

近年では、ノバルティスファーマ社（スイス・バーゼルに本拠を置く国際的製薬会社の日本法人）の社員が、大学の研究室と癒着して、薬品の有効性を擬装した事件があった。実験結果を社員が大学の研究室の研究員として論文を捏造して、自社の薬品に有利な結論を導き出していたのである。

政治・官僚・企業・学界の複雑怪奇な癒着、談合・不正の事件は数多い。それが常時のことなら、大して困ったことにならないかもしれないが、非常時にはその害悪は顕在化する。一つの新しい薬がある。それを承認するかしないかの薬事審議会が開かれる。純粋に薬の有効性というベネフィットだけが論じられるわけではない。何よりも副作用のリスクはないだろうか。あるとしたらそれは一般的に許容されるレベルのものかどうか。服用条件や禁忌症を提示することによって、リスクを削減あるいは軽減できるようなものか。リスクがあっても、それは代替できる同種の薬がない場合もある。

「アビガン」承認についても、大手製薬会社とライバル会社との政・官・学界を舞台とする角逐のようなものが推測されるのである（たぶん、そうだ）。

しかし、問題はそれだけではない。医学、薬学の専門の研究者、学者であればあるほど、学閥や門閥がはっきりしていて〝白い巨塔〟の住民であることを免れていることは少ないだろう。製薬会社や医療機器メーカーから、研究費を受けている場合もある。国や地方自治体からの競争的資金の獲得は、とりわけ若い研究者には必須のものだが、そこには単に研究目的や達成度、必要度だけで争うような〝キレイ〟なものではない。そこには人間関係（師弟関係、ライバル関係、情実関係など）のさまざまなしがらみがあり、それによって本来客観的に、厳密に評価されなければならないものが、歪められ、誤った、あるいは不公平で不公正な結論へと導かれる。「アビガン」の場合がそうだと言いたいわけではない。そうした〝歪み〟の可能性があったということだ。それを今からでも是正し、正常な立場へと立ち戻らせることはできる。しかし、それができる権能者たちは、そうした火中の栗を拾うようなことを、こぞって嫌うような体制になっているのである。

なお、薬だけでなく、PCR検査用の全自動検査機器についてもそうらしい。日本国内での販売承認が取れず（厚労省が、煩雑な手続きを要求して、承認が滞っているのだ）、フランスなどで先行販売されているという――日本の国内企業（PSS2プレシジョン・システム・サイエンス株式会社）――が生産しているというのに。

ただし、トランプ大統領推奨の「レムデシビル」は、今日明日じゅうに特例承認されそうだし、「イベルメクチン」とか「アクテムラ」なども治療薬の候補として上がっている。しかし、これも緊急事態での緊急避難的な決定にほかならないだろう。「イベルメクチン」は、ノーベル生理学・医学賞の受賞者、**大村智**が開発した薬だから（もともとは寄生虫に対する薬）、承認されやすそうにも思えるが、国内産だからこそ、いっそう複雑怪奇な背景があるのかもしれないのだ。

安倍晋三政権に欠けているのは（たくさんあるが、主なものとして）「想像力」と「廉恥心」である（この二つほど、彼らに似合わないものもないが）。今回の新型コロナウイルス禍においても、ピンチをチャンスに変える機会は三回ほどあった。一つは、武漢市のケースで、このケースをきちんと把握し、日本に感染が移ってきた時のことを「想像」し、予想しておけば、対応策が立てられていたはずだ。病床の少なさや、医薬品や医療器具の備え、感染者の移送や入院のシステムの構築は、十分に可能な時間的余裕はあった。ただ、安倍政権には、それらの状況をきちんと認識し、自国の問題として想像するだけの想像力を欠いていた。

二つは、クルーズ船「ダイヤモンド・プリンセス」号のケースだ。「クラスター」対策を真剣に検討し、「検査」と「隔離」という方策を十全に整えていたならば、感染が全国的に拡大することを予防することができたのではないかと思われる。これも、狭い船内のなかで、死神が跳梁するという恐怖に対する、当事者としての想像力がなかったのだ。

三つは、韓国の事例だ。新興キリスト教会信者による集団感染の報道や、ドライブスルーやウォークスルーの「検査」について、日本のマスメディアは、奇妙な風習だとばかり、興味本位で伝えていて、それを他山の石とする考え方は、政府にも民間にもなかったといえる。それは、将来の出来事に対する「想像力」の欠如と、「廉恥心」（誠実さとも言い換えることができる）のなさといえる。

この三つのチャンスを、安倍政権は漫然と見過ごした。それは単に安倍晋三の鈍感さと、頭の悪さ、想像力の欠落だけの問題ではない。彼なりの偏狭なイデオロギーがあったからである。

日韓関係が、史上最悪といわれるまでに悪化したのは、安倍晋三の個人的な〝韓国嫌い〟にもよるが（逆に昭恵夫人は韓流ファンらしい）、従軍慰安婦や強制的な朝鮮人元徴用工の問題で、安倍政権の廉恥心、贖罪感、誠実性の全く感じられない態度によるものが大きい（文在寅政権、韓国の反日種族主義によるものもあるが）。

戦時中に、日本軍が従軍慰安婦を連れ回したことは明らかで、三菱重工や新日鉄住金や不二越などが強制的に朝鮮人労働者を過酷に取り扱ったことは、歴史的事実である。日韓条約で国家間の賠償・補償問題は解決したが、三菱重工などの個別の民間企業と、民間の個人との賠償問題は解決されていない。韓国の最高裁が、そうした日本企業に被告人への補償金を払えという判決を出した時に、日本政府がやるべきことは、両国関係や両国民の感情を慮って、穏やかな「和解」へと解決を導いてゆくことだろう。ところが、安倍政権は、民間企業相手の他国の裁判結果に口を挟み、三菱重工などの企業に、賠償金の支払いはおろか、和解への解決もさせなかったのである。

三菱重工のような大企業において、被告たちに支払う補償金の金額など取るに足りないものだろう。在韓国の関係会社や財産を差し押さえられることの方が、よほどダメージは大きい。対中国人元労働者への紛争については、訴えられた三菱マテリアル（旧三菱鉱業）は、謝罪し、和解金を支払った。

こうした前例があったのに、韓国に対しては、三菱マテリアルと同じ三菱グループの三菱重工は、異なった対応を行ったのである（それは、三菱重工の方が、防衛産業との関わりで政府筋に近いからだろう）。それは、中国人・朝鮮人の元徴用労働者にもっと過酷な労働を強いたことで知られる麻生炭鉱の経営者の末裔である麻生太郎を内閣副総理兼財務大臣として重用し、内閣の要としている安倍政権にとって、身内のガン細胞として働くことを恐れたためだろう（麻生財閥は、旧麻生鉱業の戦争責任のために莫大な賠償金を払わなければならないだろう）。

戦時中の戦争責任が、日本にあることは明白だろう。その被害者が、日本の企業や政府に賠償、補償を求めることは道義的に見て「理」のあることだ。普通の良心を持った日本人ならば、自分たちの先祖が戦争中に行った朝鮮人のハルモニやハラボジに対して行った行為を恥ずかしく思い、廉恥心を持って歴史的事実に対応しようと思うはずだ。朝鮮人従軍慰安婦に対する謝罪と支援のために「アジア女性基金」が作られ、活動したことはその一つの表れだった。

日韓条約の取り決めがどうあろうと、日本人は、元朝鮮人慰安婦や徴用工に、廉恥心を持ち、道徳的に、ヒューマニズム的な意味において謝罪し、できる限りの支援を行うことを義務として負っているはずだ。しかし、安倍政権には、そうした「廉恥心」はなく、破廉恥なままに対韓国（対朝鮮）の施策を行っている。半導体製造の過程で重要な物資の輸出検査を厳しくしたり（売り惜しみだ）、入国制限をしたり、といった嫌がらせに近い行為である。

日韓関係の悪化の責任は、もちろん両国政府にあるが、その責任を多く負わなければならないのは、安倍政権である。文在寅政権の新型コロナウイルス禍対策に対して、冷ややかな眼で眺め、それを他山の石ともせずに、彼らの施策を嘲笑うかのような日本のマスメディア（それは安倍政権に阿ったものだ）の報道。それが一転して、コロナ禍を鎮静化させたと、国際的な評価を受けても、それに学ぼうとも、教えを乞おうともしない日本政府のやり方は、頑迷で固陋であり、安倍晋三政権の面子だけを、必死に守ろうとしているだけのように思える（ＰＣＲ検査の検査キットを提供できるとする韓国に対して、日本側は何の要請も行っていない――韓国は韓国で、Made in Japanということで、「アビガン」の有効性を否定して、薬品として承認していない）。

しかも、その失敗、失政を糊塗するために、専門家（と称する）人たちに対策、対応を丸投げし、全国民的な危機としてのパンデミック禍を、「想像」することもなく、自分たちの保身と利益保守のために右往左往することへの「廉恥心」もなく、歴史的な失政に対する「想像力」も欠如している。パンデミックとは、世界的大流行だ。国際社会で、協調し、協力し合わなければそれを喰い止めることも、絶滅させることもできない。そんな時に、安倍晋三の〝韓国嫌い〟という個人的心情が、パンデミック対策の障害となってはならない。別に韓国に頭を下げるということではない。（韓国とも）協力すべきところは協力して、言うべきことは、きちんと言えばいいのだ（米国にも）。この人物に外交を任せることは、日本の一大失点である。

「森友／加計／桜を見る会」の3点セットにおいても、安倍首相の言い訳や答弁は、誠実さを欠き、恥知らずの詭弁やはぐらかしに満ち、言葉は限りなく軽薄で、食言、虚偽、ごまかしに塗れたものだった。彼の一刻も早い政治の舞台からの引き退ることを求める（黒川検事長の定年延長問題もひどい。彼はこうした厚顔なことを平気で行う男だ）。後は、石破茂に期待するのみか。

5.4 2020

2020年5月4日（月）

5月4日（月）

大学に勤務していた時、修士論文の中間発表というのがあった。それは、大学院の修士課程の学生が、それぞれ自分の研究テーマについて短い発表を行い、それを聞いた教師たちが、講評を行うというものだった。私は研究熱心、教育熱心な方の教師ではなく（自分で言うのも何だが）、自分でも教師としては無能で、教授職を、自分のしたいこと、好きなことに時間と費用を費やすことができる、怠け者の私にはぴったりの職業だと思っていた。しかし、最低限の義務感から、いつも中間発表会（最終発表会、審査会もある）には、出席していたのだが、国際文化学という学部の性質から、全くの専門外のテーマの発表にもつき合わざるをえなかった。

学部レベルの卒論（卒業発表）だって、情報学や心理学、哲学や社会学の主題にはついていけないものがあったが、大学院ともなると、私の専門の日本文学や民俗学（宗教学や文化人類学も少し齧《かじ》った）以外のものはチンプンカンプンのものも多かった。

コンピュータ関係の研究をテーマとした学生がいた。遠く離れた家族を遠隔操作するコンピュータ機器で、実際に触れ合うように感じさせるというシステムの研究だという。別居している家族同士をテレビ電話で結ぶとか、遠く離れて暮らしている老人が電気ポットのお湯を使うたびに、遠隔操作で見守っている側に信号が来るというシステムも、現在では実用化されているらしい。いつもの通り、朝起きて、お茶を飲んだのだな、健常でいるのだな、ということが分かるのである。

それをさらに進めたシステムを開発しようというのが、その学生の研究である。部屋に人間の動きを感知する感知器を仕掛け、ゆっくり動く動作や、歩く動作には感知しないが、倒れるような激しい動作や動きには敏感に反応して、老人が転倒したり、よろめくような動きをすれば、直ちに危険信号を発するといったような研究だった。その中で、一方が居室のソファに座り、枕をぎゅっと抱きしめると、一方にその抱きしめられる感覚が伝わり、遠隔での身体的コミュニケーションができるというシステムの開発という研究目標が提示された。

私はそれらに対して、それが家族間の見守りに資するものであることは分かるが、それは遠隔操作による、人間の監視ということに容易に転化するものではないかと、指摘した。ポットのお湯の見守りぐらいならばいいが、人のすべての動きを感知して、信号として遠隔の場所に伝えることは、四六時中、人間を観察、監視し、いわば牢獄内の囚人を見張っているようなものではないか。いくら自分の子供であっても、そんな遠隔監視され、遠隔操作の下の支配下に置かれることは、私は賛同できない、というのが、私のそうしたシステム構築に対する反対意見だった。

　私のそうした反対意見を理解してくれたかどうかは分からないが、学生は自分の研究の前提として、介護老人ホームのような場所を見学して回ったようだ。家族と切り離されて、ホームに住んでいる老人たちに、そうした遠隔コミュニケーションのツールやシステムがもっとも役立つだろうと考えたのである。半年後のその学生の最終研究発表は、全然違ったものとなっていた。彼女（女子大学院生である）は、現場としての老人ホームを回ることによって、コンピュータによる遠隔家族のコミュニケーションのシステムの構築などということより、遥か以前の問題として、家族コミュニケーション自体を忌避する現実があることを知ったのである。

　あるホームでは、収容している老人には、携帯電話はおろか、公衆電話（共同電話）さえ使わせない。孤独な老人は、電話がかけられれば、家族にくどくどとそこを出たいことや愚痴を繰り返し語り、家族を困惑させるので、家族の方からホームの介護士などの職員に電話をかけさせないで欲しいと頼むというのだ。週に一度どころか、月に一度、半年に一度の面会を家族が拒み、まるで〝姥捨山〟に老人を棄ててきたような気持ちでいる家族が実際には少なくないというのが、日本の老人問題の実情なのだ。

　コンピュータによる遠隔コミュニュケーション以前に、こうした現実があることに彼女は気がついた。そこから、彼女の研究は、社会学的、人権や福祉、老人問題、人間や家族にとってコミュニケーションとは何か、という根源的な問題に立ち向かうようになったのである。そうした問題が解決されないうちに、小手先のコミュニケーションのツールやシステムの技術的な発展や開発は、問題を少しも解決するものとはならないのだ。

こうした私の体験から私が何を言いたいかというと、コロナウイルスの対策本部が、人間との接触の〝8割減〟といった、ある意味では非人間的な、そして不可能と思われるような目標を、全国民に強いているという現状の問題についてだ。山中で、孤高に霞を食べて生きている仙人ならいざ知らず、普通の生活をしている生活人に、人間との接触の〝8割減〟は無理である。対策本部が誤っているのは、通勤、通学、商売といった、あるいは〝8割減〟が可能なところにはあまり手を触れず、絶対的に接触が不可避なところに無理を強いているということだ。

今、病院内での院内感染、介護施設や老人ホームなどでの感染連鎖が極めて大きな問題となっているが、これはもともと人間的な接触（コミュニケーションと言い換えてもいい）を少なくすることなど不可能な分野なのだ。看護師さんが、患者の手当てをする（文字通りの〝手当て〟だ）、介護士が、生活（生存）のためのケアを行う。ベッドの上で寝返りをさせる、排泄のケアをする、食事の介助をする、これらの〝接触〟を1割とも削減することはできない。

日本政府は、全国民に苦痛を強いながら、自らは少しも負担を負おうとはしない。それどころか、この機に乗じて、社会のオンライン化や通信販売の促進やキャッシュレスやマイナンバーカードの普及といった、現政権が推進したい政策を進めようという意図ばかりが目立つ。問題は、外出の制限や、人との接触の〝8割減〟など、絶対に守れない職種の人や、立場の人がいることを、あえて無視、黙殺したところで、これらの倫理基準のようなものが押し付けられていることだ。認知症の老人に、マスクのままの、くぐもった声で意思疎通の会話ができる看護師や介護士がいるだろうか。病院の医療従事者が、在宅勤務でいったい何ができるというのか。スーパーでの買い物や、ジョギングやヨガや筋トレなど、そもそもそんなことをやっている余裕など、現場の関係者にはありゃしない。帰省や飲み会や外食などもいうまでもない。

これは一般人や普通の生活者に対する提言だ。いや、それだけではない。専門家会議や対策本部の責任を免れるために、単なる〝心構え〟を羅列しただけなのだ。こうした精神論の押し売りは、営業しているパチンコ屋や、外食店舗への糾弾や嫌がらせという、低劣な反動行動を惹起させ、自粛疲れや、自粛から逃避という、当然の人間的反応に対して、ヒステリックな敵対的、脅迫的な対応を引き起こさせたのである（〝自粛警察〟とまで言われるようになった）。

まるで、この前の戦争中のようだ。**〝欲しがりません勝つまでは〟〝贅沢《ぜいたく》は敵だ〟〝足らぬ足らぬは工夫が足らぬ〟〝鬼畜米英〟〝八紘一宇〟**……。こういう精神論的な脅迫的な標語を掲げて戦った戦争がどんな結果に終わったのかは、まだ忘れられていないことだ、と私は思っていたのだが、そうでもなかったのか（古稀の老人の戯言《ざれごと》か）。

私たちは、米軍の〝物量作戦〟に負けたことを忘れてはならない。現今の〝コロナ戦争〟における〝物量作戦〟とは何か。人間接触の〝8割減〟という精神論的な戦略ではなく、大量のＰＣＲ検査の実現のために、人材と費用を傾斜的に集中させることであり、医療現場に大量の、まさに余るほどの医薬品、マスク、防護服、人工呼吸器、人工心肺装置、人的資源を傾けるという〝物量作戦〟にほかならない。

キャパシティーがない、人員が足りない、無理な注文だとは言わせない。国民一人あたり10万円を支給し、自粛のために操業を中止し、収入の激減した中小企業や個人事業主に、１００万円、２００万円を給付することを考えれば、それらの医療資源をかき集めることは、日本国にとって不可能なはずはないのである（それだけの時間的余裕もあった）。専門家会議が、政府に助言し、諮問しなければならないことは、もっと大風呂敷に医療体制に金を惜しみなく、湯水のように使うことであり、医療用具の調達のためには、特措法の権力を使ってまで、買い占めや売り惜しみを摘発し、国内のリソースを、全国的に融通し合い、全病院、全クリニック、全医療施設の必要なところに、〝必要以上〟の人材と物資を届けることだ（〝行き渡る〟程度ではダメなのだ）。

専門家会議は、クラスター追跡に、保健所や衛生研究所のリソースを使うのではなく（それによって、末端の業務に従事している人間たちは疲弊している）、ＰＣＲ検査、抗体検査、抗原検査などの基礎的作業に邁進するべきであり、クラスター探しに現《うつつ》を抜かす間に、足元の病院、医療機関において、院内感染としての新たなクラスターを発生させたことを真剣に反省すべきなのである。

院内感染が拡大したのは、ひとえに、マスク、手袋、防御着、ゴーグル、フェイスシールド、ガウン、長靴、消毒用アルコール、そして陰圧室、ＩＣＵのベッドなどの物資や設備の貧弱さ、不足に起因している。もちろん、それまでの院内感染に対する注意の喚起や、それに対する人材の育成ということ（国が、厚労省が、医療システムが）をネグレクトしていたことも、大きな要因となっている。国が、政府が、厚労省が、圧倒的な〝物量作戦〟を取る時間的余裕も、能力も、リソースも確かに存在していた（まだ、これからでも間に合うと思うが）。しかし、馬鹿な参謀本部は、国民一世帯あたりにマスク2枚を配給するという（一人10万円もそうだ）、全く間違った、拙劣な作戦に出て、見事に敗北、全滅したのに、それを旧軍部のように、〝玉砕〟とか〝転進〟といった言葉で言い繕うことさえせず、漫然と（傲岸に）愚劣な作戦を続け、さらに被害を拡大させるという愚挙にはまってしまったのである。

クルーズ船の感染者を受け入れた自衛隊病院の例もある。そこでは、1人の院内感染者も患者も出さなかった。防御と消毒、レッドゾーンとグリーンゾーンの識別——基本中の基本を守っていれば、院内感染を防ぐことができるという実例である（もちろん、防護具やマスクや消毒薬などの備蓄は豊富で、予算も十分にあるのだろう）。

日本という国に、それだけのポテンシャルはある。そのポテンシャルを使うのは、いつか？〝今でしょ！〟と、タレント知識人である**林修**先生だっていうだろう。

5.5 2020

2020年5月5日（火）

5月5日（火）

緊急事態宣言の一か月の延長が決まった。無理もないことだろう。北海道には、すでに第2波が襲来し、東京では第1波がまだ継続したままだ（第1と第2の波が重なっているのかもしれない）。安倍政府は、苦渋の決断の末、全国一律の緊急事態宣言を延長した。そして、「特定警戒区域」と、その他の地域とを区別し、13都道府県とは別に、宣言の解除を前倒しにしたり、自粛内容を緩和する場合があるとしている。どこが、〝一律〟なのだろう？

専門家会議が提言する「新しい生活様式」というのが、「えっ！」と思わせるようなものだ。

（外出）マスク着用。帰宅後せっけんで丁寧に手洗い、シャワーも。

（人との間隔）できるだけ2メートル。

（移動）会った人と場所を記録。
（生活）毎朝検温。小まめに手洗い、換気。会話時には症状なくてもマスク。
（買い物）少人数ですいた時間に素早く。展示品への接触は控えめに。
（スポーツ）ジョギングは少人数で、距離を取ってすれ違いを。
（公共交通機関）会話を避け、混んだ時間を避ける。
（食事）大皿、おしゃべり、多人数会食は避け、横並びで座る。
（働き方）テレワーク、オンライン会議励行。対面の打ち合わせは換気とマスク。

社会はますます幼稚化している。専門家会議が思いつくのはこんな程度のものなのか。何ならいっそのこと、（性生活）なるべく避けた方がいいが、やむをえない時は、対面する正常位は避け、後背位とすること。接触をなるべく避けるため、前戯やオーラルセックスは禁止。

としたらどうだろう（呵呵大笑）。

冗談ではない（冗談だ）。食事の仕方や、ジョギングの仕方をいちいち指図する暇があったら、医療用マスクの一つ、手袋の一枚、防護着の一着を、どうして現場に送り込む努力を、政府や厚労省はしないのか（財務省でも環境省でも総務省でもいい）。「新生活運動」など、昔の「新体制」運動の掛け声のように、ファシズム的で、〝懐メロ〟のようなアジテーションだ。**東条英機**が、ゴミ箱の食べ残りを漁り、まだ食べるところが残っていると叱ったというブラック・ユーモアを思い出す。安倍家では、一人ずつのお膳で、晋三と昭恵は横並びで食事をしているのか（犬も横並びか！　動画を投稿してもらいたい――いや、見たくもない）。

全く笑いごとではなくなった。今朝の『北海道新聞』を見ていたら、こんな記事が載っているのに、妹が気がついた。「北海道大野記念病院（札幌）は、４日判明した30代の女性検査技師１人を含む２人の感染を明らかにした」。私が人工透析治療を受けている病院だ。あわてて、病院のＨＰを開いてみた。こんなことが書いてあった。

病院職員の新型コロナウイルス感染について（第1報）

このたび、北海道大野記念病院に勤務する臨床検査技師２名が、新型コロナウイルスに感染したことが判明しました。両名ともに、発熱、咳などの症状があり、５月１日にＰＣＲ検査を行った結果、陽性が確認されました。

札幌市保健所とともに、感染の経緯や濃厚接触者について調査を進めていますが、技師Ａは症状が出るまでの行動歴から現時点では病院外での感染が疑われます。一方、技師Ｂは技師Ａの濃厚接触者に該当することから技師Ａから感染した可能性が疑われている状況です。

また、４日現在、感染が判明した両名と濃厚接触等の疑いのある入院患者さまおよび職員についてＰＣＲ検査を施行するとともに、職員については自宅において健康経過観察としています。

患者さま、連携医療機関の皆様、また関係者の皆様には、ご心配をおかけいたしますが、今後も感染防止には万全を期して取り組んでまいりますので、何卒ご理解とご協力をお願い申し上げます。
令和2年5月4日

社会医療法人孝仁会 北海道大野記念病院 院長　大川洋平

臨床検査技師とは誰だろう。採血室や採尿室の検査技師か、あるいはレントゲン室やCTスキャンの機械室、心電図や心臓エコーセンターなどの検査技師だろうか。確か、1週間ほど前に心臓エコー検査を受けているし、3日前にはレントゲンも撮った。レントゲンは濃厚接触する暇もないが、エコー検査は、検査室で心電図やエコーの器具を取り付けられ、狭い検査室で密接に会話をする。ただし、先週のことだから、たぶん該当する技師とは出会っていないだろう（と無理に納得しようとする）。

人工透析は、1週3日、1日4時間半だから、1週13時間半で、密集（透析室には、常時、患者・看護師、助手など20人ほどいる）、密閉（冷暖房は完全だから、窓を開けての換気などしない）、密接（看護師が、問診し、腕の穿刺や止血をする。私は足の手当てのためにベッドの上で洗浄してもらっていた）の〝3密〟そのものだ。検査技師から、入院患者、患者から看護師、看護師から透析患者へのリンクは、当然考えるべきことだ。転院を考えるべきか。だが、今の札幌の院内感染の激しさ拡大の様相を見れば、どこの病院でも院内感染は蔓延していると見てよい。透析病院や透析病室の患者、医者、看護師が感染していたとしたら、〝飛んで火に入る夏の虫〟同然となる。

コロナウイルスが身近に迫ってきたのだ、ひしひしと。

5.6 2020

2020年5月6日（水）

5月6日（水）

昨日は子供の日、昔風にいえば、端午の節句だった。今年はゴールデンウィークなどの実感は全くなく、家で巣ごもりをしていた人が多かっただろう。肥満して、エレベーターに乗れなくなったり、家のドアから出られなくなった人もいるのではないか（笑）。

2月以降、これまで節句や年中行事や記念日などのイベントは、ことごとく中止となった。野球も、サッカーも、相撲も中止になり（大相撲は無観客だったが）、ある意味では全く静かな日々だ。新聞のスポーツ欄も、テレビのスポーツニュースも、取り上げる話題もなく、オフシーズンのネタ探しのような記事ばかりだ（スポーツ新聞は、どうなっているのだろうか？）

よさこいソーラン、青森のねぶた祭、仙台の七夕祭、山形の花笠祭などの「夏祭」系統のイベントも軒並みに中止が決まってしまった。中でも驚いたのが、7月の京都の祇園祭が早々と中止を発表したことだ。私は自著『牛頭天王と蘇民将来伝説』（作品社）で書いたことだが、祇園祭は、今では八坂神社と名前の変わった祇園感神院が、疫病退散を願って、京都の街を練り歩いたことから始まった。八坂神社の境内に、ポツンと小さな祠がある。疫神社だ。これがもともとの祭神で、牛頭天王、または蘇民将来を祀ったものだ。

明治の神仏分離令で、牛頭天王は神社から追放され、替わって国家神道のスサノヲノミコトが、主祭神となったのだが、祇園祭のこの三つの神輿には、それぞれ、中の神輿は牛頭天王、東の神輿は波利采女（妻）、西の神輿は八王子（息子たち、娘の蛇毒気神という説もある）であり、牛頭天王への信仰は、その底流に今でも生き残っている。山鉾も、本来は牛頭天王の眷属が、手に手に鉾や刀などの武器を持ち、疫神、厄病神（主に疱瘡神）を征伐に行き、凱旋する行進だったのである（ねぶた祭もこれに近い信仰である）。

病魔の退散、悪い災厄をもたらす疫神を都の中に入れず、それを験力で追い払うために行われていた祇園祭が、コロナウイルスという新手の疫神に簡単に蹴散らかされてしまうとは、何とも皮肉で、情けないことだ。そういえば、端午の節句の菖蒲も、柏餅も、鍾馗さまも、みんな悪病を退治する強い力を持ったものなのに、今年はえらく元気がない。皐月の空を泳ぐ鯉幟も、軒先の日の丸も、今年はほとんど見ないのである。腰折れを一句。

しおたれて　干物となるか　鯉のぼり　　湊

今日で、4月7日に発出した「緊急事態宣言」当初の期限切れだった。だが、それが今日から一か月ほどさらに延長されたのは、前日に書いた通りだ。逃げ水のように、近づけば近づくほど遠のく砂漠の幻のオアシスになってはもらいたくないものだ。この延長に伴って、5月4日付で、新型コロナウイルス感染症専門家会議によって「新型コロナウイルス感染症対策の状況分析・提言」が発表された。都道府県別の感染状況の評価であるとか、今後の行動変容に関する具体的な提言などがまとめられているが、私が注目したのは、補論として付された「PCR等検査の対応に関する評価」の中の「日本においてPCR等検査能力が早期に拡充されなかった理由」と題された一章である。

「PCR等検査がなぜ早期に拡充されなかったか、についても考察を行っておく」として、こんなことが書かれている。

○日本の感染症法対象疾患等の感染症に対するPCR等検査体制は、国立感染症研究所と地方衛生研究所が中心となって担ってきており、COVID-19の国内発生に当たっても、既存の機材等を利用した新型コロナウイルスPCR検査法が導入された。また、国内においてSARSやMERS、ジカ熱のなどの新興感染症のPCR等検査を用いた病原体診断は可能となっているが、国内で多数の患者が発生するということはなく、地方衛生研究所の体制の拡充を求める声が起こらなかった。
COVID-19流行開始当初は、重症化の恐れがある方および濃厚接触者の診断のために検査を優先させざるを得ない状況にあったのは、こうした背景が影響した可能性がある。

○なお、韓国・シンガポールに関しては、SARS・MERSの経験等を踏まえ、従前から、PCR等検査体制を拡充してきた。この差が、これまでの経過に影響している可能性がある。

○加えて、地方衛生研究所では、麻疹やノロウイルス、結核など、感染症法で規定されている疾患の検査を主として実施している。しかし、今回のような新しい病原体について、大量に検査を実施することは想定されておらず、体制が十分に整備されていなかったことも影響していると考えられる。

○そのような背景を踏まえて、2月24日の専門家会議、第一回目の提言（見解）において「PCR等検査は、現状では、新型コロナウイルスを検出できる唯一の検査法であり、必要とされる場合に適切に実施する必要がある」、「急激な感染拡大に備え、限られたPCR等検査の資源を、重症化のおそれがある方の検査のために集中させる必要がある」と述べた一方で、3月初旬からは政府等に対し、COVID-19に対するPCR等検査体制の拡充を求めてきた。

○この間、国も、2月20日以降、大学、医療機関、検査会社に対してもCOVID-19に対するPCR等検査に必要なノウハウと試薬等を提供し、精度の高い統一的な方法による検査の拡充に努めるとともに、民間市場の拡充の観点から3月6日にはPCR等検査の保険適用を行うなどの取組を実施してきた。

○しかし、3月下旬以降、感染者数が急増した大都市部を中心に、検査待ちが多く報告されるようになった。ＰＣＲ等検査件数がなかなか増加しなかった原因としては、①帰国者・接触者相談センター機能を担っていた保健所の業務過多、②入院先を確保するための仕組みが十分機能していない地域もあったこと、③ＰＣＲ等検査を行う地方衛生研究所は、限られたリソースのなかで通常の検査業務も並行して実施する必要があること、④検体採取者及び検査実施者のマスクや防護服などの感染防護具等の圧倒的な不足、⑤保険適用後、一般の医療機関は都道府県との契約がなければＰＣＲ等検査を行うことができなかったこと、⑥民間検査会社等に検体を運ぶための特殊な輸送器材が必要だったこと、またそれに代わることのできる輸送事業者の確保が困難だったこと、などが挙げられる。

3．今後求められる対応について

○医師の判断で直接迅速に検査ができるシステムが立ち上がる等、関係者のさまざまな努力の結果、検体採取、検体輸送、検査実施それぞれの能力拡充の準備がされつつあり、保健所を介さないと検査ができない体制からは解消されつつある。

○しかし、軽症者を含む感染の疑いのあるものに対する検査拡充が喫緊の課題になってきたため、医師が必要と考える軽症者を含む疑い《（ママ）》患者に対して迅速かつ確実に検査を実施できる体制に移行すべきと考える。その為には、国や都道府県においては以下の対応が求められる。

①保健所及び地方衛生研究所の体制強化及び、労務負担軽減

②都道府県調整本部の活性化（重点医療機関の設定や、患者搬送コーディネーターの配置など）

③地域外来・検査センターのさらなる設置
④感染防護具、検体採取キット、検査キットの確実な調達
⑤検体採取者のトレーニング及び新たに検査を実施する機関におけるPCR等検査の品質管理
⑥PCR等検査体制の把握、検査数や陽性率のモニターと公表
○さらに政府に対しては、PCR等検査を補完する迅速抗原診断キットの開発及び質の高い検査の実施体制の構築を早急に求めたい。

これまで散々に語られてきた言い訳のような言葉が羅列されているが、これらは〝やれない理由〟であっても、〝やらない理由〟ではない。

いろいろな〝できない〟問題があっても、それが解決されないような時間的余裕やリソースがなかったわけではない。保健所が忙しすぎるとか、衛生研究所が手一杯であったとか、防護具が足りなかったとかは、〝やる気〟と、お金や人材を傾注すれば、絶対的な〝できない理由〟とならない。〝できない〟のではなく、結局は〝やらない理由〟に帰着するのだ。

しかし、専門家会議が、ようやく反省して（〝反省だけなら、サルでもできる！〟という名言がある）、これまでのやり方についての間違った点を点検しようとしたということは評価に価する。ようやく、〝できない理由〟をあれこれと探すよりは、〝やらない理由〟を一つずつ潰してゆくという方向へ向かってゆくことになることは、よい傾向だろう。だが、本当の〝やらない理由〟は、隠されたままだ。

つまり、今まで縷々述べてきたように、政治家、厚労省、専門家たちに〝やる気〟があまりなかったことだ。5月4日という今日において、PCR拡充がまだ問題になっているというのは、初動の、PCR検査の数を抑えるという方針が間違っていたためであり、その間違いを、自分たちの面子《めんつ》や独断のために、一向に訂正しようとせず（卑劣にも）少しずつ立ち位置をずらしてゆくことによって変更しようとしたのである。

4月23日の官邸の「新型コロナウイルス対策班」のツイッターには、「PCR検査の結果について注意してほしいこと」として、「検査には限界があり、正しい診断ができないこともあります」として、「検査結果を正しく理解するための知識をまとめました」とある。その「カギとなる2つの確率」として「感度」と「特異度」があり、「感度が高い検査では、真陽性の確率が高く偽陰性（病気の見落とし）が少なくなる」、それに対し「特異度が高い検査では、真陰性の確率が高く偽陽性（健康な人を患者と診断する）が少なくなる」という。そして「検査には限界があります。感度、特異度ともに100％の検査はありません。PCR検査については、一般に特異度に優れていますが、感度はやや劣る傾向にあります。検査の感度が低い場合、陰性の場合でも病気を否定できるわけではないため、症状がある方は特に注意が必要です」と説明している。つまり、PCR検査は、「真陰性の確率が高く偽陽性（健康な人を患者と診断する）が少なくなる」ということであり、陽性の人を陰性と間違うことがあるから注意するようにと言うのだ。一回ぐらい陰性と判断されても、安心してはいけないということだろうが、だからPCR検査を信頼してはいけないとか、ましてや拡充しないとかの理由とはならない。しかし、このツイッターは、明らかにPCR検査の不正確性を強調することによって、PCR検査の信頼性を失墜させ、その積極的な拡充に疑問点を与えようとしているのである。今頃になって「PCR検査」の不正確性を強調することに何の意味があるのだろう？

対策本部のクラスター班が、「PCR検査」に消極的であり、それを重視せず、「クラスター追跡」という手段を対策の中心に据えようと、この期に及んでも苦心していることは明白なのである。

ところで、このコロナウイルス感染症対策本部のクラスター班は、ツイッターでいろいろな文字の静止画や動画を公表している。前掲のPCR検査の〝やらない理由〟もそうだが、自分たちの活動の紹介や意見を開陳している。**押谷仁**、**西浦博**はもちろんだが、他のクラスター班のメンバー、**和田耕治**（国際医療福祉大学大学院）、**齋藤智也**（国立保健医療科学院）、**水本憲治**（京都大学大学院総合生存学館）や、やはり京大の**神代和明**も登場している。こうした人材がどうやって選ばれたのかは分からないが、みんな公衆衛生学を修めた研究者ばかりで、臨床医学の現場をあまり踏んだことのない人たちに偏っているように思える。

専門家会議に、経済学や社会学の専門家を入れろといった声が上がっているようだが、新型コロナウイルス対策に、安倍政権べったりのそんな御用学者などは必要がないどころか、むしろ害毒だろう。この政権の問題の一つは、有識者会議とか、諮問委員会とか称して、安倍政権に都合のいい〝有識者〟を集めて、それで外部のちゃんとした意見を聞きましたとして、自分たちに都合のいい結論に持っていくことだ。

だが、専門家会議に、もっと臨床の医者の声が届いていてもいいだろう。というより、必要なことだ。難しい数式を扱ったり、グラフや図表を書くことも仕事の一つだろうが、今、医療の現場で何が不足し、何が必要で、何を真っ先に手当てしなければならないかということを、政治家に伝える伝達使は必要だろうし、時には政治家に命令して、それを実行させるほどの権威がなければならない。バカな官吏こそ、ちゃんとした権威のある人たちの言葉を聞かない。**山中伸弥**や**本庶佑**などのノーベル賞学者の提言を、安倍首相も加藤厚労相も西村コロナ担当相も、聞く耳は持っていないようだ（聞いても理解できないのか）。公衆衛生学と、分子生物学を駆使した医学や臨床医学との微妙な対立も、患者たちにとってはどうでもいいことだ。医学界での東大系と京大系の反目も、東大系と北里大系の不仲など、当事者たち以外には、とるに足りない〝コップの中の嵐〟でしかないのだ。

しかし、こうした緊急時にも、これらの〝積年の恨み〟は、ここぞとばかり浮上してきて害毒を流すことになる。学問、研究の世界に本当の意味でのディベート（議論）がなく、真の批評精神がないことが、歪んだアカデミックの世界を生み出してしまったのだ。

（注）5月12日、政府は対策会議の諮問委員会に4人の経済学者を追加任命した。竹森俊平（慶應義塾大学教授）、小林慶一郎（東京財団政策研究所研究主幹）、大竹文雄（大阪大学大学院教授）、井深陽子（慶應義塾大学教授）。（追記・5月15日）

5.7 2020

2020年5月7日（木）

5月7日（木）

ちょうど一か月間、書き続けてきたこの文章も、ここでいったん筆を擱く（パソコンを閉じる）ことにする（まだまだ書きたいこと、調べたいことはあるのだが）。

緊急事態宣言は（延長されて）まだ発令中だ。私の通院している病院での院内感染の騒動は、始まったばかりだ。病院からの第2報では、感染が判明した生理検査室の女性2人の検査士は、自宅待機をしており、濃厚接触したと思われる検査士、看護師、患者は全員ＰＣＲ検査陰性で、病院内はすべて消毒済みだという（昨日、透析治療に行っていたら、作業員が外面の窓ガラスを拭く作業を行っていた。まさか建物の外壁にまでウイルスが付着しているとは思えないが、清掃・消毒は入院患者、外来患者の安心感のためだろう——病院としてもかなりの経済的損失を受けるだろう——病院の医療体制が縮んでしまわないことを祈るばかりだ）。院内感染のこれ以上の広がりはないだろうということだが、エスカレーターの手すりや、ソファの腕置きや背もたれに、極力触れないようにしよう。もちろん、マスクは通院の間じゅうはずさず、出入りの際には、念入りに手指洗浄を行う。送迎バスのドアや座席には手をつかないようにしようと思う。透析治療を中断する選択肢はありえない。札幌中の病院には、ウイルスがウヨウヨ漂っているようで、転院なぞしたら、逆にウイルスに取り憑かれてしまいそうだ。

これからの動静は、私の個人的な危機を孕んで、注視しなければならないものとなっている。だが、新型コロナウイルスの終息（収束）は見えない。ただ、はっきり言うと、安倍政権のダメさ加減や、厚労省のどうしようもなさ、マスメディアのだらしなさを言い募ることも、いい加減飽きた。調べれば調べるほど、これまでの厚生行政の欠陥や失政が目につくばかりだ。米国やロシアや中国（もちろん、日本も）の例を見ても、一国のリーダーたる政治家の質の悪さが、こんなに国民の不安と不幸を招き寄せている現実は（事実）明白なのに、それらの人々に自らの運命を託している健気な国民がいる。だが、そうした愚かな独裁者たちは、国民、人民、庶民を踏みつけにして、自らの地位を守ろうと汲々としているだけだ。この不毛な事態をどうすれば変えてゆくことができるのか、そんな手引書も、羅針盤もない。ニヒリズムにも陥りたくなるのも無理はないのである。

そんな中で、岩田健太郎の『「感染症パニック」を防げ！』（2014年11月、光文社新書）を読んだ。今回の新型コロナウイルス禍について、示唆するような文章がいくつかあった。まだ、収束（終息）の糸口さえ見えないこの新型コロナウイルスのパンデミックを「まとめ」るつもりはないが、今の時点で考えておくことも少しはあるのではないか。岩田健太郎は、前にも書いたように、神戸で高校生が「新型インフルエンザ」に次々との罹患していったという、「新型インフルエンザ」の感染連鎖の医療現場で、戦った人だ。その時の体験を基に、こう書いている。

このような、いくつかの可能性を同時に検討し、さまざまなリスクを複合的に検討する能力は、実際に診療現場で感染症と対峙しているプロでないと分かりません。しかし日本では、感染症対策は、現場を知らない官僚が「机上の空論」でプランしてきました。

もちろん、感染症の専門家たちも官僚をサポートしていますが、彼らのほとんどは微生物学学者であり、現場の臨床医ではありません。「あの」ウイルスという「分かっていること」については誰よりも詳しいのですが、「目の前で熱が出ている人」という不確定な状態に対応する能力もなければ、訓練も受けていません。

この一文を読み、私が官邸の対策本部の「専門家会議」や「諮問委員会」のことを思い浮かべたのは、間違ったことだろうか。感染症パンデミックの専門家であれば、現に「目の前で熱を出」し、呼吸難で苦しんでいる人に、「4日間、様子を見よう」ということが言えるのだろうか。治療薬やワクチンがないのだから入院してもしなくても同じで、医療崩壊を防ぐために「自宅待機」をしろと、指導することができるのだろうか。

専門家がたくさんいながら、逼迫しているという医療用マスクや防護着やフェイスシールドを、かき集め、時には差し押さえをしてまでも、医療現場に届けるべきだと進言するような人物はいなかったのか。医療関係者に、まずＰＣＲ検査（抗体検査でも抗原検査でもよい）を受けさせ、医者や看護師から「院内感染」が引き起こさせることなど、決してあってはならないことだと、権限（予算と権力）を持つ人間に詰め寄る専門家はいなかったのか。

「院内感染」にしても、そうだ。岩田健太郎は、患者の目線から、「院内感染」について書いている。病院に行く患者は、病気を治すために病院へ行き、医師にかかる。当たり前のことだが、病気に罹りにゆくのではない。そうした立場から言えば、「院内感染」は、患者に対する裏切りであり、あってはならないことだ。しかし、今回のコロナウイルス禍において、病院がむしろ感染病の修羅場となり、基礎疾患を持った高齢者がバタバタと死んでいっている。医師も看護師も、死ぬ思いで頑張っている、薬も治療法もなく、人工呼吸器も、人工心肺も足りなく、そもそもベッド（病室、病床）すらないところで、どうやって患者の命を救えというのか。そんな反論も予想される。

しかし、私たちはもっと冷静になって考えるべきだ。岩田健太郎は、イギリスでは「特定の院内感染に報告義務を課し、予測値よりも多い感染症については、一例につき一定の罰金を医療機関に課し」ているのだ。アメリカでは「特定の公的医療保険において、院内感染に対する医療費の支払いを止めました。院内感染が起きれば起きるほど、病院が損をする仕組みを作った」のだ。罰金や罰則がいいとは思わない。だが、「院内感染」はあってはならないし、ましてや死者を出してはならない。厳しいようだが、そこまでのルールを作って、はじめて医療関係者のすべてに、覚悟を持たせられることができるというものだ。病床の余裕がない、とか、医療機器や必要な物資が足りないということは、病院や医者が本来いうことではない。それだけの備えがあって、はじめて病院としての機能が働かせることができるのだ（もちろん、個人経営のクリニックや、地方の中小病院にそれだけの備えをさせことは無理だろう。そのために医師会や、衛生研究所や保健所はある。厚労省はそのためにもっと働くべきだ）。今回のコロナウイルス禍では、東京でも札幌でも、大病院から「院内感染」が出ている。泥縄式でもいい、今からでも、「院内感染」を防護するためのあらゆる手段を取るべきだ（今の現場はみんな泥縄式だ）。

日本でも、もちろん「院内感染」に対する防止策を講じようという働きはある。医療従事者に向けての教科書『改訂4版　院内感染対策テキスト』（「院内感染防止上の設計計画」）にはこう書かれている。

病院は患者に快適な環境を提供し、療養してもらう義務があるという根本理念をまず徹底せねばならない。近代病院建築の考え方がともすればホテル志向の快適性に目を向けられている感も否めないが、近代型病院はむしろ医学的には清潔性を追求すべきである。

「義務」とは書かれているが、それが実現できなかった場合の罰則などには触れられていない。努力目標や、病院経営者のモラルに任されるような問題ではないのだ。

そう考えてゆくと、厚労省ほど、こうしたパンデミックの場合の「院内感染」についてのリスク・マネージメント、リスク・コミュニケーションに長けた人材を日頃から養っておかなければならなかったはずなのに、そうした指導も方策もしてこなかったことは明白だ。一片の通達で院内に委員会などを作らせただけで、各病院に丸投げしているのである。もっと積極的に「院内感染」を根絶するといった意思を持たなければならなかったのだ。

しかし、現実はその真逆で、病院側の自浄作用に任せ、その責任をすべて個々の病院の、さらに個人に帰すだけで、無能、無気力、無責任の〝三無主義〟が、厚労省の頭の先から尻尾まで連なっているのだ。その現実を私たちは毎日毎日、見ている。

毎日毎日、一桁台の感染者、死者の数を勘定してどうなるのか。不正確であっていいというのではない。片隅の小さな数字にこだわることによって、大きなミスを見逃していることが、現にあったからだ。一生懸命にやっています。寝る間も、ろくろく食べる間もなく働いています。そんな医療従事者に感謝し、拍手を送ろうといったキャンペーンが広がっている。私はそれに反対する者ではないが、そうした心の支援が、金と物資と人材の不足という、あまりにもリアリズム的な現実に直面している医療関係者に本当に届くのかという思いだ。現実を見つめること。実情をしっかりと把握し、金と物資と人材とを、人の命を救うために傾注することだろう。〝救々老人《チャオチャオラオレン》〟

参考文献

矢崎義雄編『医の未来』(2011年3月) 岩波書店。

押谷仁・瀬名秀明『パンデミックとたたかう』(2009年11月) 岩波書店。

尾身茂『WHOをゆく　感染症との闘いを超えて』(2011年10月) 医学書院。

岡田晴恵『隠されたパンデミック』(2009年10月) 幻冬舎文庫。

岡田晴恵『H5N1　強毒性新型インフルエンザ日本上陸のシナリオ』(2009年6月) 幻冬舎文庫。

岡田晴恵『どうする!?　新型コロナ』(2020年5月) 岩波書店。

岡田晴恵・田代眞人『感染爆発(パンデミック)にそなえる　新型インフルエンザと新型コロナ』(2013年11月) 岩波書店。

岡田晴恵・田代眞人『感染症とたたかう　インフルエンザとSARS』(2013年12月) 岩波書店。

岩崎恵美子『間違いだらけのインフルエンザ対策　新興感染症は本当に怖いのか?』(2009年11月) 日本文芸社。

螺良英郎監修『ウイルス感染症』(1986年8月) 医薬ジャーナル社。

日本感染症学会『院内感染対策テキスト』(2002年8月) へるす出版。

内務省衛生局『流行性感冒　「スペイン風邪」大流行の記録』(2008年9月) 平凡社。

水野肇『誰も書かなかった厚生省』(2005年7月) 草思社。

木村盛世『厚生労働省崩壊　「天然痘テロ」に日本が襲われる日』(2009年3月) 講談社。

木村盛世『厚労省が国民を危険にさらす　放射能汚染を広げた罪と責任』(2012年3月) ダイヤモンド社。

小林照幸『検疫官　ウイルスを水際で食い止める女医の物語』(2009年11月) 角川文庫。

乾正人『官邸コロナ敗戦　親中政治家が国を滅ぼす』(2020年5月) ビジネス社。

宮崎正弘『「コロナ以後」中国は世界最終戦争を仕掛けて自滅する』(2020年4月) 徳間書店。

伊藤隼也『誰も言わなかった新型コロナウイルスの本当の話』（2020年5月）宝島社。

篠田節子『夏の災厄』（2015年2月）角川文庫。

岩田健太郎『新型コロナウイルスの真実』（ベスト新書（2020年4月）株式会社ベストセラーズ。

岩田健太郎『「感染症パニック」を防げ！リスクコミュニケーション入門』（2014年11月）光文社。

『日経サイエンス』（2020年5月号）日本経済新聞出版社。

『文藝春秋』（2020年5月号）文藝春秋。

『月刊Hanada』（2020年5月号）飛鳥新社。

『日本医師会雑誌』（2010年10月）第139巻第7号、日本医師会。

DVD
『コンテイジョン』（2011年9月）スティーブン・ソダーバーグ監督、ワーナー・ブラザース・エンターテイメント。
『感染列島』（2009年1月）瀬々敬久監督、TBS・東宝株式会社。
『アウトブレイク』（1995年3月）ウォルフガング・ペーターゼン監督、ワーナー・ホーム・ビデオ。

あとがき

2011年3月13日、1本の電話がかかってきた。現代書館の菊地泰博社長からだった。その頃とりかかっていた本の進捗状況についての話だったが、私は、福島第一原発の事故で、外出もできず、散歩すらせずに、テレビや新聞で、最新のニュースを見たり、読んだり、ネットサーフィンをしたりして、原発のことを俄か勉強していることを伝えた。それは、本になりませんか、と菊地社長。私としては、ものすごく早いスピードで書き上げたのが、『福島原発人災記——安全神話を騙った人々』（2001年4月25日・現代書館）だった。

それから9年、私はまた外出もままならず、テレビのニュースを見て、新聞とネットの記事を読むという日々を送っていた。そんな3月の下旬、私のスマホに、バリトンの声の響く電話が1本、かかってきた。「コロナのことも書きませんか?」、菊地社長の声だった。それから約一か月、またもや猛スピードで作り上げたのが、本書、『新型コロナウイルス人災記——パンデミックの31日間』だ。

本を読むスピードも、ネットで目的の記事を探すのも、そして文章を書くのも、9年前と比べてもとても遅くなった。ただ、私は怒っていた。9年前よりもっと。福島原発事故は、大地震、大津波という天変地異が引き金だった。今回の新型コロナウイルスによるパンデミックも、眼にも見えない、微小なウイルスが、コウモリからヒトへと移ってきた、いわば自然の摂理だ（人為的なものという説もあるが）。人間にとっては、簡単には防ぎようのない災厄であることは確かだ。

だが、その展開は単に天災に近いものとして諦めるには違うものとなっていった。多くの乗客・乗員を乗せたクルーズ船が、太平洋を漂っている。横浜港に接岸するのも拒否されている。船内で、新型コロナウイルスの感染症患者が出たからだ。私は、十数年前、亡妻といっしょに行ったエーゲ海のクルーズ船の旅を思い出した。狭い船室に二人で文句をいいあいながら、それでも仲良く過ごした、今では貴重な日々のことを。

あの船には、私たちのような、高齢の夫婦たちも乗っていることだろう。言葉があまり通じない人たちに囲まれ、そんな妻や夫が、どんなに心細い思いをしているだろうか。そう思うと、彼ら彼女らが、かつての私たち二人と通じ合うものがあるのだ、と思った。ようやく横浜港に接岸できた。ただ、はっきりと症状の出た者でないと、下船は許されなかった。2週間も経過観察のために、閉じ込められっぱなしになるのだ。何という、非道な仕打ちだ。自分がウイルスに冒されているのか、いないのかも分からないまま、閉鎖空間に閉じ込められることの苦しさを、日本政府は想像だにしないのだろうか。パラダイスから地獄へ急転直下に急降下したのである。せめて検査を全員に受けさせ、上陸させてホテルにでも宿泊させてあげたら、どんなにホッとした気持ちになるだろう。しかし、日本政府

（安倍や加藤）は、まるで厄介者でも見るように、それらの人々を見捨て、地獄のままに置き去りにしたのである。

こんな国だったのか、こんな政治家たちだったのか（それは前から分かっていたことだが）。今更のように、この7年間、政権を握ってきた者たちへの怒りが湧いてきたのだ（彼らは、自分たちの利益と保身のため、好きなように法令を解釈し、壊してきた）。

その後の展開も同様だった。いや、その非道さは、範囲が拡大しただけあって、もっと凶悪なものとなっていった。愚劣としかいいようのない政治的決定が行われ、卑劣としかいいようのない行政が実行されている。病院にも行けず（行かず）、そのまま重篤な病となって死んでゆく人が何人も出ている。高齢者も、若い人も、そして子供も。蟄居生活を続けながら、私は怒っていた。その怒りが、私にこの本をいっきょに書かせた。9年前のあの怒りのように。

本文で何回か書いたようにも私は人工透析治療を受けている一級障害者である。新型コロナウイルスに罹患したら、ひとたまりもなく、あの世行きだろう。

「おとうさん、案外遅かったね」

「うん、まだやることが残っていたからね（孫娘の顔も見たかったし）」

正直、この本が書けたことで、私はホッとしている。そして再々度、このような本を書くような状況にならないことを切に願う。この本を書くことを慫慂してくださった菊地泰博氏、編集担当の雨宮由李子氏、組版をしていただいた永田眞一郎氏、装幀者の伊藤滋章氏、そして印刷、製本、流通に携わるみなさんに感謝いたします。

２０２０年5月10日　桜とライラックのいっぺんに咲く、春の札幌にて

川村　湊

川村 湊（かわむら・みなと）
一九五一年二月、北海道生まれ。
文芸評論家。
法政大学法学部政治学科卒。
法政大学国際文化学部名誉教授。

主な著書
『補陀落』（作品社・伊藤整文学賞）
『牛頭天王と蘇民将来伝説』（作品社・読売文学賞）
『温泉文学論』（新潮社）
『狼疾正伝——中島敦の文学と生涯』（河出書房新社）
『異端の匣』（インパクト出版会）
FOR BEGINNER シリーズ『満洲国（Manchuria Studies）』（現代書館）
『福島原発人災記』（現代書館）
『ホスピス病棟の夏』（田畑書店）
編著
『現代アイヌ文学作品選』（講談社）
共訳書
韓水山《ハンスサン》『軍艦島（上・下）』（作品社）

新型《しんがた》コロナウイルス人災記《じんさいき》
——パンデミックの31日間

二〇二〇年五月二十八日 第一版第一刷発行

著者 川村 湊
発行者 菊地泰博
発行所 株式会社現代書館
東京都千代田区飯田橋三—二—五
郵便番号 102-0072
電話 03（3221）1321
FAX 03（3262）5906
振替 00120-3-83725
組版 具羅夢
印刷所 平河工業社（本文）
東光印刷所（カバー）
製本所 鶴亀製本
装幀 伊藤滋章

校正協力・高梨恵一
 ISBN978-4-7684-5884-6

http://www.gendaishokan.co.jp/

活字で利用できない方のための
テキストデータ請求券
『新型コロナウイルス人災記』